Ingrid S. Kraaz von Rohr / Wulfing von Rohr

Die neue Weiblichkeit

Ingrid S. Kraaz von Rohr /
Wulfing von Rohr

Die neue Weiblichkeit

Spiritualität und natürliche Heilkunde für die Lebensmitte

Kösel

Druck und Bindung: Kösel, Kempten
Umschlag: Kaselow Design, München
Umschlagfoto: Leben und Licht Inc., Santa Fe
ISBN 3-466-30318-4
1 2 3 4 5 6 · 96 95 94 93 92 91

Inhalt

Danksagung 8

1 Vom kleinen Mädchen zur weisen Frau: Der Zyklus der Göttin, Urmutter und Hohepriesterin 9

Aspekte einer neuen Weiblichkeit 15
Kraftzentren der Weiblichkeit 33
Meditationsübung »Auf dem Weg zur weisen Frau« 35

2 Familienbeziehungen als Herausforderung für die spätere Entwicklung 44

Charakteristische Problemkonstellationen 44

3 Frühe Sexualität 50

4 Mißbrauch, Mißhandlung und die Folgen 54

5 Menstruation als symbolischer Lebensschlüssel 61

6 Der normale Hormonhaushalt 71

7 Stationen der emotionalen Leiden-schaften 80

Geheimnisse von Liebe und Erotik 80
Ent-täuschungen, Eifersucht und andere Partnerschaftsprobleme 83
Geistige Hintergründe von Elternschaft und Kinderlosigkeit 85

8 Der Schlüssel zu den häufigsten Problemen und Beschwerden von Frauen in den besten Lebensjahren 88

Allergien 90 – Allgemeine Schwächezustände 92 – Angst 94 – Ausfluß 97 – Blutungen 99 – Brustbeschwerden 102 – Depressionen 104 – Eß- und Trinkgelüste 109 – Falten 111 – Folgen von Fehlgeburt, Abtreibung, Abgang 112 – Gefühlsschwankungen 115 – »Geheimtips« 116 – Gewichtsveränderungen 118 – Haarprobleme 121 – Harnbeschwerden 123 – Herpes 124 – Herzbeschwerden 127 – Hitze, auch Hitzewallungen und Hitzewellen 130 – Hysterie 133 – Identitätskrise 135 – Jucken 137 – Konzentrationsschwäche 138 – Kopfschmerzen 140 – Körpergeruch 142 – Krämpfe 143 – Libidoschwankungen 144 – Liebeskummer 148 – Menstruationsbeschwerden 149 – Myome 149 – Operationen 151 – Osteoporose 153 – »PMS« – Prämenstruelles Syndrom 155 – Rückenschmerzen 157 – Schlafstörungen 159 – Schwindel 162 – Schweißausbrüche 164 – Selbstwertmangel 166 – Sexualität 167 – Späte Schwangerschaft 167 – Trockenheit der Vagina 170 – Unsicherheit 172 – Verdauungsstörungen 172 – Vergewaltigung 174 – Verlust eines Partners 176 – Wasseransammlungen 178 – Weinerlichkeit 179 – Wetterfühligkeit 180 – Heilmeditation 181

9 Wechseljahre: Wandlungsjahre – Erfüllungsjahre .. 187

10 Auf dem Weg zur weisen Frau – Der Weg zum Selbstwert und zur Kultur der neuen Weiblichkeit .. 191

Anhang 196

Anmerkungen 196
Ausgewählte Literatur 197
Nützliche Hinweise und Adressen 199
Hinweis auf Workshops für Frauen 200

Dieses Buch ist allen Müttern gewidmet,
damit sie ihre weibliche Weisheit
besser schätzen lernen
und sie an ihre Töchter weitergeben –
und allen Töchtern,
damit sie ihre eigene weibliche Weisheit
und die aller Frauen erkennen und fördern.
Dieses Buch ist dem Beginn der neuen Kultur
der Weiblichkeit gewidmet!

Danksagung

Ich danke den vielen, vielen Frauen – aber auch Männern –, die in meine Praxis oder zu Vorträgen, Workshops, Seminaren und Gesprächskreisen kamen und kommen, und von denen ich sehr viel mehr lerne, als je aus irgendwelchen Büchern. Ihre eigenen körperlichen und psychischen Erfahrungen, ihre menschlichen Sorgen, ihre emotionalen Bedürfnisse und Fähigkeiten, ihre spirituellen Ziele und Gaben, ihre vertrauensvolle Offenheit sind die Grundlage, auf welcher ich Mittel und Methoden entdecken durfte, Ihnen, mir und anderen dabei zu helfen, ein erfüllteres, beschwerdefreieres und glücklicheres Leben zu führen.

Meinem Mann danke ich, der mir mit seinem intuitiven Intellekt geholfen hat, Wissensgut und Gedanken, Eingebungen und Empfindungen sinnhaft zu ordnen, auszudrücken und niederzuschreiben. Ich danke meinem Sohn Daniel dafür, daß er mir die Erfahrung, Mutter zu sein, schenkt. Meiner früh verstorbenen Mutter danke ich für ihre Liebe.

Danken möchte ich auch den Lektorinnen des Kösel Verlags, Dagmar Olzog und Heike Denneler, die durch ihr Verständnis die Thematik dieses Buch wesentlich gefördert haben, sowie Dr. Franz Spiegelfeld, der einen wesentlichen Anstoß zu diesem Buch gab.

Und ich danke schließlich auch jener unsichtbaren Instanz, die mir immer wieder neue Kraft und neue Einsichten durch die Meditation auf schöpferische, göttliche Kräfte schenkt.

1 Vom kleinen Mädchen zur weisen Frau: Der Zyklus der Göttin, Urmutter und Hohepriesterin

Wir Frauen sind etwas Besonderes – Männer auf ihre Weise ebenso. Wir besitzen viele unverwechselbare Qualitäten und Fähigkeiten, die uns oft für andere Aufgaben geeigneter machen als Männer. Unsere Erfahrungen von Dimensionen in Körper, Geist und Seele sind meist ganz anders und gehen häufig über jene hinaus, für die sich Männer im Regelfall öffnen möchten. Wir Frauen verwirklichen nur einen Bruchteil unseres kreativen körperlichen, emotionalen, geistigen und spirituellen Potentials. Nicht etwa vor allem deshalb, weil uns Männer daran aktiv hindern, sondern weil wir unter einem Mangel an Selbstwert als Frau leiden, weil wir noch nicht den Mut entwickelt haben, uns vom vollkommensten weiblichen Archetypus in uns leiten zu lassen: von der inneren weisen Frau als dem wesentlichen ganzheitlichen Aspekt der Göttin, den wir in unserem eigenen Leben verwirklichen können.

Spätestens seit Merlin Stones *Als Gott eine Frau war*, *The Goddess Within – A Guide To The Eternal Myths That Shape Women's Lives* von Jennifer und Roger Woolger, Rosalind Miles' *The Women's History Of The World* und Erich Neumanns *Die große Mutter* wissen wir, daß die ersten hochstehenden Kulturen auf unserem Heimatplaneten Erde weibliche Kulturen waren. Gottesvorstellungen, Gottesbilder und Gotterfahrungen waren weiblicher Natur. Sie ritualisierten weibliche Energien, sie nahmen weibliche Gestalten an und sie wurden von Frauen zelebriert. Das lebensspendende und lebenserhaltende Wesen des schöpferischen Kosmos, der aus scheinbarem Chaos Ordnung schuf, das Wesen der Sonne, die die Fruchtbarkeit der Erde möglich machte, und das Wesen der Erde mit ihren Elementen Erde, Wasser, Feuer und Luft, die die Fruchtbarkeit des Lebens hervorbrachten – sie alle fanden ihren offensichtlichen irdisch-schöpferischen und symbolkräftigen Ausdruck in der Frau. Marion Zimmer-Bradley hat in *Die Nebel von Avalon* romanhaft-magisch beschrieben, was Jean Markale in *Die keltische Frau* historisch-mythologisch nachvollzog: die zentrale Stellung der Frau in der keltischen Gesellschaft. Danach hatte die Frau – auch in unseren Breitengraden und auch in durchaus geschichtlicher Zeit – eine ebenbürtige, oft eine führende Rolle in Familie, Gesellschaft und Religion gespielt.

Die Rolle der Frau war die einer Hohepriesterin mit religiösen und politischen Leitfunktionen, einer Initiatorin in die Mysterien des sinnlichen und übersinnlichen Lebens, einer Magierin mit Wissen geheimer Künste einschließlich der Heilkunst, einer Prophetin als eine die Zukunft weisende Frau, einer Künstlerin als Künderin der Fülle und Schönheit menschlichen Lebens, einer Mitte des Familienlebens als Mutter, Geliebte und Liebende. Die Frau besaß Eigentumsrechte, das Namensgebungsrecht, das Scheidungsrecht und so fort. Daß Erbrechte und Namensgebung in weiblicher Linie erfolgten, ergab sich schon daraus, daß Frauen auch über sexuelle Selbstbestimmung verfügten – bis hin zur gesellschaftlich als natürlich akzeptierten Tatsache, daß auch verheiratete Frauen Liebhaber hatten – und der Vater eines Kindes deshalb nicht unbedingt, die Mutter aber immer ganz sicher bestimmt werden konnte.

Männlich zugeschnittene Religionsformen – die polytheistischen bei den Griechen und Römern bis hin zu den monotheistischen im Judentum, Christentum und Islam – bekämpften,

verdrängten und verfolgten die Kulturen der Weiblichkeit weitgehend – was bis zur Umdeutung von Sprache reichte. Nur in der deutschen Sprache heißt es noch »die Sonne« und »der Mond«, was das wahre Verhältnis der Menschen zur wärmenden, lebensspendenden Sonne als weiblicher »Hauptgottheit« und dem kühlen, das Sonnenlicht ja nur reflektierendem Mond als Erdtrabanten und »Nebengottheit« bezeichnet. Die lateinisch geprägten Sprachen kennen *el sol, il sole, le soleil* und *la lune* bzw. *la luna*.
Ein Gedanke zum Thema der Zuordnung von Sonne und Mond als Symbole weiblicher oder männlicher Energien, der bislang weder von Feministinnen noch von »Maskulinisten« beachtet worden ist: Ich bin der Ansicht, daß Sonne *und* Mond gleichermaßen Ausdruck der Großen Mutter und der Großen Göttin waren. Zu offensichtlich sind die lebensspendenden Qualitäten der Sonne einerseits und die zyklischen Analogien des Mondumlaufs und der weiblichen Rhythmen andererseits. Nicht von ungefähr galten in Indien Kali und in Ägypten Isis als die jeweils höchste Göttermutter.
Im Verlauf der religiös bzw. theologisch und gleichzeitig dogmatisch begründeten Ausweitung der Vorherrschaft männlicher Prinzipien verloren Frauen immer mehr Rechte – der Leidensweg in die Entrechtung und Sprachlosigkeit ist weithin bekannt. Frauen verloren nicht nur politische, wirtschaftliche, soziale und kulturelle Rechte – so schlimm dies für sich genommen ja bereits war. Schlimmer noch aber war der Verlust der religiösen Funktionen (auf die ich später zurückkomme) und der direkt damit verbundene Verlust des spirituellen Selbstwertes.
Frauen wurden ihrer geistigen Grundlagen weitgehend beraubt – und, wenn sie sie weiter pflegten, als »Hexen« aus der Gesellschaft ausgestoßen oder gar ermordet. Ihre Weisheit wurde verlacht, als »weibisch« abgetan oder ins Unbewußte

oder Überbewußte abgedrängt. Männlich-rationale Bewußtseinsstrukturen und Wertmaßstäbe wurden derart verinnerlicht, daß emotionale, intuitive und offen »ungeordnete« Impulse keine Geltung mehr gewinnen konnten. Die Dominanz der linken Gehirnhälfte führte dazu, daß ein Pionier der psychologischen Erforschung des menschlichen Bewußtseins, Sigmund Freud, über Frauen sagen mußte: »Die große Frage, die niemals beantwortet worden ist und die ich trotz dreißig Jahre langer Erforschung der Frauenseele auch nicht beantworten konnte, lautet: Was wünscht sich eine Frau?«
Ohne Frage ist es nach wie vor notwendig, Naturrechte und Menschenrechte auch für Frauen anzumahnen, zu erarbeiten und zu erkämpfen. Denn nach wie vor gibt es die Gleichberechtigung nur auf dem Papier. Gleicher Lohn für gleiche Arbeit oder gleiches Recht für alle, sind noch keine Selbstverständlichkeit. Denken wir nur an die immer noch existierende Praxis von Gerichten, Mißhandlungen an und Mißbrauch von Frauen und Mädchen als »Kavaliersdelikte« zu verniedlichen. Gleichzeitig wird von einer politisch und klerikal beeinflußten Justiz ein Frauenarzt verurteilt, dem die Nöte von Frauen in schwierigsten persönlichen Entscheidungssituationen über Schwangerschaftsabbruch wichtiger waren als die Fremdbestimmung von Frauen durch männlich-dogmatische Lehrsätze und der deshalb in Bayern praktisch Berufsverbot erhielt. Der Hintergrund dafür ist eine nach wie vor bestehende Körper- und Lustfeindlichkeit, die letztlich nichts anderes als Frauenfeindlichkeit darstellt. Es muß also noch viel geändert und verbessert werden, um Frauen in Gesellschaft, Politik und Kultur als ebenbürtig gelten zu lassen.
Mir geht es allerdings um einen dritten, einen neuen Weg zwischen dem überholten angepaßten Püppchendasein einerseits und feministischem Megärentum andererseits. Es geht meiner Auffassung nach um mehr als »nur« um die

Verbesserung der individuellen Situation von uns Frauen. Es geht um die grundlegende Veränderung der Welt, denn die Vorherrschaft männlich geprägter Weltbilder hat ja auf unser gesamtes Leben auf diesem Planeten zurückgeschlagen. Wir betreiben eine immer weitergehende Industrialisierung, beuten die Natur immer stärker aus, zerstören unsere eigenen Lebensgrundlagen und unsere Umwelt aus Luft, Wasser und Erde immer mehr. Zu den großen, zumeist unterschätzten Problemen gehört übrigens auch die gigantische Überbevölkerung mit all ihren Konsequenzen für die Nahrungsmittelversorgung, für den Lebensraum, die Lebensbedingungen und die Erziehung. Verantwortlich für unsere gegenwärtige Misere ist ein zergliederndes, vermeintlich rationales Nützlichkeitsdenken aus der linken Gehirnhälfte und die Vernachlässigung bzw. Unterdrückung der schöpferisch fließenden Bewußtseinsprozesse der rechten Gehirnhälfte. Anders ausgedrückt: verantwortlich dafür ist der Mangel an weiblichen Werten.

Wenn man an die Werbung als verlängerten Arm der Waren-, Dienstleistungs- und Informationsproduktion denkt und ihre subtile Wirkung, Vorbilder zu prägen, Wünsche zu wecken und Werte zu definieren, sind die gekünstelt-verschämte »Schönung« von Menstruation und Menopause in der Massenkonsumwerbung ein abschreckendes Exempel dafür, wie ein natürlicher Vorgang mit allen möglichen und unmöglichen Mittel ins Abseits der desinfizierten und deodorierten Schmutzigkeit geschoben werden soll. Ist die Vagina so igittigitt, daß »Applikatoren« gebraucht werden müssen, um beim Einsetzen eines Tampons auf jeden Fall den Kontakt von Haut an eigener Haut zu vermeiden?

Nicht nur in Ökologie und Ökonomie, sondern auch in der Politik macht sich das Fehlen einer weiblichen Kultur schmerzlich bemerkbar. Hätte es eine Invasion Kuwaits und

einen Nahostkrieg gegeben, wenn in der Regierung des Iraks und der anderen beteiligten Länder soviele Frauen gesessen hätten, wie es dem Bevölkerungsanteil entspricht – oder wenigstens einige betroffene Frauen an den Schaltstellen der Macht? Solche Beispiele lassen sich fast beliebig fortführen: brutalste Niederschlagung der Demokratiebewegung auf dem Tianmen-Platz in Peking, die Besetzung Tibets, das nicht endenwollende Töten in Nordirland (zudem noch mit »religiösem« Hintergrund), aber auch die neuere deutsche Geschichte ist ja ebenfalls reich genug an Negativbeispielen.
Die wichtige und interessante Frage lautet: Brauchen wir einen ökonomisch, ökologisch, politisch, psychologisch und sozial motivierten Feminismus, einen Kampf gegen vorherrschende Ideologien? Oder würde das nur die Polaritäten verstärken? Ich meine, daß wir einen neuen Weg finden müssen, einen Weg, der zu drei grundlegenden Veränderungen führt, die das einzig tragfähige Fundament für den notwendigen Quantensprung des menschlichen Bewußtseins auf Mutter Erde darstellt, um unser Überleben global zu sichern.

1. Wir brauchen ein neues Selbstwertgefühl der Frauen, das auf der Erfahrung und Verwirklichung von Qualitäten beruht, die zu den Erscheinungsformen der Göttin gehören.
2. Wir müssen neue Formen der Partnerschaft zwischen Frau und Mann entwickeln, in denen Frauen ihre Männlichkeit und Männer ihre Weiblichkeit entdecken können, ohne ihre Eigenart aufzugeben und ohne sich gegenseitig gering zu schätzen.
3. Wir müssen als Frauen wieder unseren Platz in der Mitte des geistigen und geistlichen Lebens einnehmen, wieder unsere spirituellen Fähigkeiten spüren und sie nicht nur »privat«, sondern auch gesellschaftlich relevant anwenden – in einer Weltgemeinschaft, die spirituell inspiriert ist.

Wir müssen einen neuen Weg finden: den Weg vom kleinen, unsicheren, verwundeten und staunenden Mädchen zur weisen, lebenssicheren, liebevollen und schöpferisch-aktiven Frau! Dieser Weg wird meist in den Lebensjahren zwischen 30 und 60 bewußt – in den Zeiten tiefgreifender Erfahrungen im Zusammenhang mit den nur Frauen vorbehaltenen körperlichen und seelischen Vorgängen von Menstruation, Schwangerschaft, Geburt und Menopause.
In diesem Buch möchte ich versuchen, Ihnen diesen Weg zur weiblich-weisen Frau zu beschreiben, welche Empfindungen und Einstellungen dafür eine Rolle spielen, und wie sich ein aktiviertes, kreatives Selbstwertgefühl auf dem Weg zu einer neuen Weiblichkeit – speziell auf dem Gebiet der Frau als Heilerin, für sich oder für andere – positiv für unsere Gesundheit an Körper, Geist und Seele auswirkt.
Manches wird Ihnen nicht neu sein, sondern nur als Erinnerung an etwas dienen, was Sie ohnehin schon immer verwirklichen wollten. Anderes wird Ihnen vielleicht zwar fremd, aber erstrebenswert erscheinen. Auf jeden Fall hoffe ich, daß Sie sich sehr persönlich angesprochen wissen und erfühlen können, daß Frau zu sein zur Lebensfreude wird, wenn wir den Mut entwickeln, unsere innere Vollkommenheit zu erforschen und auch im äußeren Leben zu verwirklichen.

Aspekte einer neuen Weiblichkeit

Um das Ziel einer neuen Kultur der Weiblichkeit zu erreichen, persönlich und in der Gesellschaft, bedarf es dreier grundlegender Veränderungen. Ich habe diese drei Ansatzpunkte oben kurz genannt: ein neues Selbstwertgefühl von Frauen, ein neues Verhältnis im Umgang der Geschlechter und die

Wiedereinsetzung von Frauen in spirituelle Leitungsfunktionen.
Dazu müssen wir Frauen uns einige wesentliche archetypische Erscheinungsformen und kreative Kräfte der großen Göttin, die in jeder Frau angelegt sind und wirksam werden können, bewußt machen, und diese zumindest teilweise ausleben und verwirklichen. Wir müssen erfahren, welche Aspekte wir bereits durchlebt oder durchlitten haben, und welche Bereiche uns bislang noch völlig fremd geblieben sind – damit wir diese für unseren Selbstwert notwendigen Erfahrungen nachholen und die dadurch freigesetzten Energien in unserem Leben entfalten können.
Versuchen Sie, in wichtige Bilder und Personen hineinzuspüren, in denen Ihnen die Göttin bereits begegnet ist, bzw. in denen Sie die Kraft der Göttin in sich selbst erkannt haben. Natürlich sind die Qualitäten der Göttin in ihr miteinander verbunden, und das Weibliche ist in sich wandlungsfähiger, weil es Lebensgefühl nicht unbedingt aus der festen statischen Form, sondern eher aus einer fließenden, weichen Bewegung erlangt. Wenn wir uns die zumeist ins Unbewußte oder ins Überbewußte abgedrängten archetypischen Kräfte und die Gestalten, in denen sie auftreten, bewußt machen, wenn wir mit Ihnen Kontakt aufnehmen, beginnen wir, uns mit ihren Energien zu verbinden! Dieser Kontakt kann auf unterschiedliche Weise stattfinden – im Traum, über die Phantasie, gefühlsmäßig, zum Beispiel durch Filme, Musik, Bilder und Bücher (einige habe ich oben genannt), durch sogenannte Reinkarnations-Rückführungen, in geführten Astralreisen (einen solchen Vorschlag mache ich Ihnen auf Seite 35), über die Entwicklung intuitiver und medialer »übernatürlicher« Kräfte, wie Hellsichtigkeit oder Visionen, im Gebet und durch spirituelle Meditationsformen.
Daß uns bereits der geistige Kontakt mit diesen Kräften auch

emotional und sogar körperlich beeinflussen, beleben und verändern kann, mag manche von Ihnen überraschen, wenn Sie solche Erfahrungen – zum Beispiel über Traumarbeit, Rückführungen, geführte Astralreisen oder Meditation – noch nicht gemacht haben. Es entspricht aber einem geistigen Gesetz, daß Energien einer Ebene auch auf anderen Ebenen wirken. Dies ist ja der Hintergrund für die Wirksamkeit von Homöopathie, Farbtherapie, Bach-Blüten, Affirmationen und so fort. Über die Zusammenhänge zwischen spirituellen und psychologischen Wirkungen auf den körperlichen Gesundheitszustand und konkrete »Frauenbeschwerden« finden Sie ausführliche Deutungshinweise und Behandlungsvorschläge im achten Kapitel ab Seite 88.

Die Göttin – Quelle der Schöpfung

Die Göttin ist jene kosmische Kraft der Himmel, die aus scheinbarem Chaos die Schöpfung gebiert. Dieser Akt der Konzeption, Schwangerschaft und Geburt von »Etwas« aus dem »Nichts« ist ein Privileg der Frauen, das sogar auf der physischen Ebene in der Geburt eines Kindes seine Entsprechung findet. So, wie durch die Bereitschaft der Frau zur Konzeption und ihre Fähigkeit zur Mutterschaft sich ein nicht-materielles seelisches Wesen durch die Frau in einer eigenen irdischen Form entwickeln und entfalten kann, so ist die Göttin »die Schöpfermutter des Universums und der Naturgesetze, und die Herrscherin« (schon der Begriff zeigt die männliche Dominanz in unserer Sprache) »von Natur, Schicksal, Zeit, Ewigkeit, Wahrheit, Weisheit, Gerechtigkeit, Liebe, Geburt und Tod.«[1]

Die indische Göttermutter Kali gilt als die Gebärerin von Gemütsbewegungen und Wunschkräften, von räumlichen und zeitlichen (Bewußtseins-)Dimensionen – also dessen, was die indische Religionsphilosophie »Maya« nennt. Maya wird übrigens besser mit dem Wort »Relativität der irdischen Lebenserfahrungen« übersetzt als mit dem gängigen Wort »Illusion«. Die weibliche Kali ist nun eben wegen der oben skizzierten Qualitäten Göttermutter und Herrscherin der drei männlichen Hauptgötter Brahma, Vishnu und Shiva, welche die drei Aspekte der schöpferischen, erhaltenden und auflösenden (zerstörenden) Kräfte darstellen.

Über die Göttin Isis heißt es in alten ägyptischen Schriften: »Am Anfang war Isis, die Älteste der Alten. Sie war die Göttin, aus der alles Werden entstand.« In den römischen Mysterien wurde Isis als »die Eine die Alles ist« bezeichnet.

Paulinisch-christliche Kulturen im Westen haben dazu geneigt, jenen Rest der großen Göttin, der sich partout nicht unterdrücken oder leugnen ließ, in Form von entrückten Ikonen – wie einer jungfräulich verklärten Maria – aus der aktiven Einflußnahme auf das religiöse und gesellschaftliche Leben zu verbannen. Die immer häufiger auftretenden modernen Marienerscheinungen, die man lange Zeit als »mittelalterliche« Gefühlsregungen mißverstand, zeigen, daß sich die Kraft der Göttin letztlich nicht ausschalten läßt.

Ich meine und habe dies auch in meinem Leben – vor allem in Meditationen – erfahren dürfen, daß es jenseits weiblicher und männlicher Ausprägungen schöpferischer Kräfte –, also jenseits der archetypischen Göttin oder des archetypischen Gottes – noch die transzendente Wirklichkeit eines All-Bewußtseins gibt, die sich der Einordnung entzieht. Das wird von allen Mystikern und Mystikerinnen aller Epochen und aller Länder der Erde bestätigt. Und dennoch führt uns der Weg der weisen Frau zu einer Station, an der wir die weibliche Ausprägung dieser transzendenten Wirklichkeit in der Gestalt der Göttin bewußt kennenlernen müssen. Wann wir die Göttin

in uns aufspüren und uns auf ihre Energien einlassen, spielt dabei keine große Rolle.
Die Göttin in jeder Frau ist eine Quelle schöpferischer Spiritualität und Inspiration sowohl für die Entwicklung unseres Selbstwertgefühls wie für die bessere Orientierung bei partnerschaftlichen, beruflichen, familiären und gesellschaftlichen Herausforderungen. Durch das Studium der Mythen können wir mental, durch Reinkarnationsarbeit emotional und medial, und in der Meditation spirituell Kontakt mit der Kraft der Göttin in uns aufnehmen.
Das für unser Thema vielleicht wesentlichste Merkmal der Göttin ist ihre Wandlungsfähigkeit. Frauen auf eine schmale Bandbreite von Fähigkeiten und Funktionen einzuschränken, ist einer der Hauptgründe für den mangelnden Selbstwert von Frauen. Gestatten wir uns also den Mut, nicht nur ein oder zwei Aspekte der Kultur der Weiblichkeit zu leben, sondern viele, vielleicht im Verlaufe eines Lebens sogar alle! In diesem Sinn sind die folgenden Gestalten nicht voneinander getrennt, sondern in Wirklichkeit Facetten ein und desselben Kristalls oder Strahlen ein und derselben Sonne.
Der Selbstwert der Göttin wird durch ihr Bewußtsein bestimmt, die irdischen Formen der Schöpfung durch sich selbst hervorzubringen.

Die Urmutter – Liebe für die Geschöpfe

Der offensichtlichste Aspekt der Göttin ist die gebärende und nährende Mutterfunktion der Frau, ist die Dynamik von Sexualität und Fruchtbarkeit. Bekanntlich kannten manche archaischen Kulturen die Zusammenhänge der menschlichen Reproduktion nicht und wußten nichts von der Funktion des männlichen Samens für den Vorgang der Befruchtung des weiblichen Eis. Also wurden Sexualität und Fruchtbarkeit der Frau als zwei unabhängige Ausdrucksformen des Weiblichen empfunden! Die Urmutter galt als der prototypische Ausdrucks der Fülle des Lebens.

Die Mutter war die Hüterin des Feuers und damit Mittelpunkt der Familie. Sie bewahrte das Feuer im übertragenen und im wörtlichen Sinne. Während der ersten Lebensmonate und -jahre war sie selbst unentbehrliche Ernährerin des neuen Lebens. Danach war sie es, die die Bildung des jungen Menschen in den ersten Lebensjahren entscheidend prägte. In Bildung ist der Begriff des Bildes noch enthalten, denn die Mutter, und damit das Weibliche, stellte (und stellt) buchstäblich das Vorbild dar.

In der griechischen Göttin Demeter, in Maria Ward und Mutter Teresa, aber auch im Begründer der SOS-Kinderdörfer, Hermann Gmeiner, drückt sich die nährende, beschützende, tröstende Kraft der Urmutter aus, um nur einige wenige Beispiele anzusprechen.

Der Selbstwert einer Mutter manifestiert sich in der herzlichen und bedingungslosen Liebe zu ihren Kindern. Der Selbstwert der Urmutter Erde manifestiert sich in ihrer schier unendlichen Geduld mit dem Ausbeutungs- und Zerstörungswahn von uns Menschen, bevor sie sich dagegen wehrt, vielleicht mit Naturkatastrophen oder einem sogenannten Polsprung.

Die Priesterin – mystische Intuition

Die Rolle der Priesterin als Bewahrerin der Mysterien und Mythen der Weltschöpfung und als die Leiterin religiöser Zeremonien und initiatorischer Riten ist von einer autokratischen Männertheologie weltweit ziemlich systematisch und

umfassend ausgetilgt worden – bis sie jetzt mit der weltweiten Informationsvernetzung wieder zunehmend in unser Bewußtsein rückt.
Die Priesterin war und ist eine bewußte Frau, die aufgrund ihrer Inspiration das religiöse und gesellschaftliche Leben aktiv mitgestaltet. Sie verfügt über eigene spirituelle und magische Erfahrungen. Die Priesterin hat erfahren, daß sich die Dynamik des Lebens nicht in statischen Dogmen und Gesetzen, in holzschnittartigen Moralvorstellungen von Gut und Böse (man denke an die Problematik des Schwangerschaftsabbruchs) und in verabsolutierenden Gottesvorstellungen fixieren läßt. Sie ist bereit, sich auf höhere Kräfte einzulassen, ihre Sinnesfähigkeiten, ihre emotionale und mentale Aufmerksamkeit und ihre spirituelle Intuition in den Dienst der Re-ligion zu stellen, also der Rück-verbindung zwischen Einzelseele oder Einzelbewußtsein mit dem Allbewußtsein.
Die Priesterin ist offen dafür, ihr Leben für den sich stetig wandelnden Strom des großen Lebens zu öffnen und sich von diesem Strom tragen zu lassen. Ihre Lebenssicherheit findet sie in der Fähigkeit, das Leben als sich beständig verändernde, in neuen Farben schillernde Offenbarung einer mystisch sich wandelnden Schöpfung zu erleben und zu interpretieren. Aus dieser intimen persönlichen Beziehung zu immateriellen und dennoch bedeutungsvollen Energien und Dimensionen schöpft die Priesterin die Inspiration, um symbolkräftige und magisch wirksame religiöse Riten zu vollziehen und Zeremonien zu leiten.
Aus ihren Einsichten in überirdische Wirklichkeiten und irdische Wirkungen vermag sie auch gesellschaftliche und politische Entscheidungen mitzugestalten und Sinnorientierung in weltlichen Angelegenheiten zu vermitteln. Diese Rolle der spirituell inspirierten geistlichen Mitgestaltung des Lebens auf unserem Planeten darf nicht mehr länger nur den Altherren-

riegen der verschiedenen Kircheninstitutionen überlassen werden.
Die Mitbegründerin der Theosophie, Helena Petrowna Blavatsky, eine Mystikerin, Magierin, Abenteurerin und dabei ein »Vollweib«, ist eine der herausragenden unabhängigen Priesterinnen der Neuzeit. Lea Sanders aus Santa Fe, eine der Lehrerinnen von Chris Griscom und anderer Heiler und Heilerinnen, Autorin von *Die Farbe deiner Aura,* und aurasichtige Frau mit direktem medialen Kontakt in jenseitige Dimensionen, verfügt über ähnliche Qualitäten, und zusätzlich über die Fähigkeit, sanfte Liebe auszustrahlen. Lea Sanders gilt interessanterweise als Wiederverkörperung von Helena Blavatsky.
Neben der weiteren Erforschung und Verbreitung der Naturheilkunde habe ich es mir zur Aufgabe gemacht, Frauen in besonderen Programmen dabei zu unterstützen, ihre Rolle als Priesterin wieder zu erfahren und zum Besten der Erde zu nutzen. Dabei arbeite ich mit Lea Sanders zusammen.
Der Selbstwert der Priesterin erwächst aus ihrer Vertrautheit mit den Rhythmen der Erde, der Menschen und der Schöpfung. Sie weiß sich in Harmonie mit einer subtilen, transzendenten Kraft, die den Kosmos durchdringt und auf Körper, Geist und Seele wirkt.

Die Herrscherin

Die Machtfrage ist eine entscheidende Frage für die Gesellschaften auf der Erde. Nachdem die Regierungsform der Demokratie – so unvollkommen sie auch sein mag – sich zumindest als das geringste aller Übel und als erster Schritt zur Organisation von großen Menschengruppen bewährt hat, müssen wir nun den zweiten Schritt vollziehen. Er besteht darin, daß Frauen einen angemessenen Anteil an *allen* Entscheidungsvorgängen erhalten. Die Voraussetzung dafür – und ich glaube, daß man das gar nicht oft genug wiederholen kann – besteht darin, daß der Wert von Frauen, der menschliche und der spirituelle, sowohl von Männern wie von Frauen endlich wieder erkannt und anerkannt wird!

Dabei ist unbestritten, daß Frauen in Machtpositionen in einer Kultur der Männlichkeit nicht unbedingt »bessere« Herrscherinnen sind. Kleopatra, Maria Theresia, Viktoria, Margaret Thatcher, Indira Gandhi, Golda Meir sind Beispiele für Herrscherinnen ohne die Kultur der Weiblichkeit. Frauen in Machtpositionen in Gesellschaften, die nach den männlichen Prinzipien der Macht des Stärkeren funktionieren, können oft gar nicht anders, als sich ebenso zu verhalten.

Nicht, weil ich die darin ausgedrückte Meinung ungeteilt übernehme, sondern als Impuls für Ihre eigenen Überlegungen zum Thema Frauen und Macht, möchte ich Ihnen zwei Zitate vorlegen: Charles Aznavour sagte einmal: »Die Frauen haben heute sicher mehr Rechte. Aber mehr Macht hatten sie früher.« Und Coco Chanel meinte: »Früher haben die Frauen auf ihrem eigenen Boden gekämpft. Da war jede Niederlage ein Sieg. Heute kämpfen sie auf dem Boden der Männer. Da ist jeder Sieg eine Niederlage.«

Der Selbstwert der Herrscherin bestimmt sich durch die Souveränität, mit der sie ihr eigenes Leben »organisiert«, eigene Entscheidungen über Angelegenheiten trifft, die (nur) mit ihr zu tun haben, und darüber hinaus in der Lage ist, größere Einheiten zu führen, sei es auf der Ebene von Familie, Betrieb oder Politik.

Die Prophetin – Künderin des Schicksals

Sicher kennen Sie das: Jemand in Ihrer Familie, vielleicht Ihr Kind, eine Großmutter oder Sie selbst haben einen Traum, der sich später als wahr erweist. Das ist nichts anderes als die Gabe der Prophetie in Form von Wahrträumen. Seelisch empfindsame Frauen erfahren solche Träume sehr viel häufiger als Männer. Vor nicht allzu langer Zeit träumte ich von Schnee im Zusammenhang mit einem bevorstehenden Transatlantikflug. Später stellte sich heraus, daß die geplante Flugroute wegen unerwarteter Schneestürme geändert werden mußte.

Vielleicht erinnern Sie sich noch an den Beginn der Kriegshandlungen im Irak Mitte Januar 1991. Spürten auch Sie einen Tag oder einige Stunden *davor* eine seltsame Unruhe oder Niedergeschlagenheit? Viele Freunde und Bekannte von mir in Santa Fe, vor allem Frauen, aber auch einige Männer, empfanden die Negativenergien sehr intensiv, ohne genau zu wissen, was sie spürten. Mir geht es (leider) so, daß ich solche Kräfte ebenso körperlich fühle wie zum Beispiel Flugzeugabstürze, Naturkatastrophen und Erdbeben. Viele Frauen, die den Zweiten Weltkrieg miterlebt haben, wissen, wovon ich spreche.

Nicht nur Vorahnungen und Träume, sondern auch Visionen am hellichten Tage sind Zeichen für prophetische Gaben, also für die Fähigkeit, sich auf noch nicht materialisierte Wirklichkeiten einzustellen. Nicht umsonst sind es vor allem Frauen und Kinder (nicht nur kleine Mädchen, sondern auch kleine Jungen, weil bei ihnen die in jedem Menschen innewohnende weibliche Intuition noch nicht unterdrückt wurde), die für Visionen offen sind.

Kassandra ist die wohl berühmteste Prophetin, der – zum Schaden der Menschen – Männer keinen Glauben schenkten, als sie vor dem drohenden Untergang Trojas warnte. Sie belegte den Sieger Agammemnon, der sie gefangennahm, mit einem Fluch, der sich mit dessen Tod erfüllte. Darin zeigt sich, daß manche Prophetinnen auch durchaus in das Schicksal eingriffen und es nicht nur neutral beschrieben.

Ich rate Ihnen natürlich nicht, sich als zukunftsweisendes Orakel zu betätigen. Es wird Ihnen aber in vieler Hinsicht in Ihrem Leben helfen, wenn Sie Ihre Sensibilität und Ihre Medialität entwickeln, um kommende Entwicklungen, die für Ihr persönliches Leben und für das Überleben der Menschheit auf diesem Planeten wichtig sind, frühzeitig zu erfassen. Dann erlangen Sie die Chance, sich darauf intuitiv, bewußt und kreativ einzustellen. Aura- und Chakraarbeit eignen sich dafür zum Beispiel, aber auch Meditation und bestimmte Formen von sogenannten Rückführungen. Ich kann die Arbeit der *Tibetan Foundation* in diesem Zusammenhang empfehlen (Adresse siehe Seite 199).

Der Frankfurter Mythenforscher und Astrologe Bernd A. Mertz hat über die Rolle der Pythia, der Prophetin des Orakels von Delphi in Griechenland, Wichtiges in seinem Buch *Magisch Reisen Griechenland – Vom Olymp zum Orakel von Delphi* geschrieben, das ich interessierten Leserinnen empfehle.

Die Jungfrau von Orléans ist sicher eine Prophetin gewesen, die noch dazu mit der Energie einer Amazone gesegnet war. Die Jamaikanerin Brenda Dash, die jetzt in Chicago lebt, ist eine moderne Prophetin mit ähnlichen Kräften. Sie besitzt die Gabe der medialen Innenschau, Vorausschau und Jenseitsschau und bemüht sich, diese Gaben vor allem für Menschen in Not einzusetzen, insbesondere für Schwarze in den Elends- und Drogenghettos New Yorks.

Der Selbstwert der Prophetin als Künderin von Einsichten und Weisheiten entwickelt sich aus der Kraft der Offenbarungen, die durch sie den Menschen zufließen und den wenigen

Fällen, in denen diese Offenbarungen von den ratsuchenden Menschen auch angenommen und verwirklicht werden.

Die Heilerin – Harmonie zwischen Körper, Geist und Seele

Die Göttin als Heilerin kennt die Geheimnisse und Rezepte einer Natur, die den Menschen helfen will und helfen kann, wenn diese sich auf die sanften Heilkräfte der Natur einlassen möchten. Die Heilerin weiß aber auch um die gegenseitige Beeinflussung von Gefühlen, Gedanken, Lebenseinstellungen und Gesundheit. Sie fühlt sich selbst und alle Heilung suchenden Menschen als Teil einer großen Ganzheit und sieht Gesundheit als Spiegelbild dieser Ganzheitlichkeit. Wenn Disharmonien in der Ganzheit auftreten, wird sie also ganzheitliche, harmonische Heilungsmethoden suchen und anwenden.
Die Frau ist Heilerin für sich selbst, für ihre Familie und, wenn sie dies beruflich ausübt, für andere Menschen. Sie erspürt oder kennt sinnliche Empfindungen, seelische Zustände und spirituelle Öffnung während der weiblichen Rhythmen und Zyklen, ihre kosmischen Entsprechungen im Lauf von Sonne, Mond und Sternen, und die psychosomatische Bedeutung für das gesundheitliche Befinden von Frauen. In Kapitel 8 finden Sie konkrete Vorschläge für unseren Alltag, wie die Weisheit der Göttin als Heilerin in der Praxis im Rahmen der *Natürlichen Komplementär-Medizin* angewandt werden kann. Die gesellschaftspolitische Wirkung der Heilerin besteht darin, daß sie die Freiheit für die Medizin zurückgewinnen hilft. Es ist höchste Zeit, daß wir sowohl gesetzlich wie wirtschaftlich Naturheilkundeverfahren, die Freiheit der Wahl von Heilern, Therapiemethoden und Medikamenten einführen, die in Mitteleuropa – überall in Europa – immer noch weiter

beschnitten werden soll. Die Heilfreiheit ist ein wesentlicher Bestandteil der neuen Kultur der Weiblichkeit. Dafür bedarf es ausdrucksstarker Stimmen von Heilerinnen und Patientinnen, die diese Freiheit immer wieder gegenüber Politikern, Wirtschaftsvertretern und Krankenkassen anmahnen und durch ihr eigenes Verhalten diese Freiheit in Anspruch nehmen.

Hildegard von Bingen ist eine inzwischen fast weltbekannte Heilerin und Heilige, eine heile Frau. Ihre Naturmedizin besitzt auch heute noch weitgehend Gültigkeit. Die unvergessene mediale Heilerin Ascentia von der Tibetan Foundation heilte durch ihre Stimme. Ich selbst bemühe mich um eine ganzheitliche naturheilkundliche Heilweise mit Schwingungen und Energien, die Körper, Geist und Seele heilen, die als *Natürliche Komplementär-Medizin* bezeichnet wird.

Der Selbstwert der Heilerin wird durch die überpersönliche – nicht ichhafte – Liebe zu den Patienten und die heilwirksame, ganzheitliche Einfühlung in die jeweils zutreffenden Ursachen und Heilweisen für den individuellen »Krankheitsfall« bestimmt.

Die Künstlerin – Künderin der Schönheit des Lebens
Die Muse – Inspiration

Die Künstlerin und die Muse gehören für mich zusammen. Ich sehe die eine als genauso wertvoll an wie die andere. Beide empfinden den Wert der Kunst als schöpferische menschliche Lebensäußerung, die hilft, sich selbst und das Leben besser zu verstehen, Sinn zu erkennen und deutlich zu machen und Menschen sowohl Lebensmut wie Lebensfreude zu vermitteln.

Die Künstlerin ist die Künderin der Göttin, die sich einer

Kombination von Qualitäten und Fähigkeiten bedient: Empfänglichkeit und Verständnis für die Fülle der Schöpfung, ihre Entwicklungsmöglichkeiten und ihre Herausforderungen für die Menschen; künstlerische Ausdruckskraft in Verbindung mit handwerklichen Fertigkeiten; Inspiration von Menschen durch eine Kunstaussage, die positiv bzw. zumindest konstruktiv ist. (Ich bezweifle übrigens, ob es eine spezifisch weibliche Kunst, wie es manche meinen, wirklich gibt oder geben kann – wenn wir dabei von den natürlichen Unterschieden der Tonlagen im übertragenen und im wörtlichen Sinne einmal absehen.)
Die Dichter-Priesterin Sappho, die Pianistin Clara Schumann, die Sängerin Maria Callas, die Schriftstellerin Francoise Sagan, die Malerin Georgia O'Keefe und die spirituelle New Yorker Malerin Trish Schwartz gehören zu den herausragenden Beispielen für Künstlerinnen. Die Musen – Musen für Männer – bleiben meist unbekannt. Vielleicht kennen Sie aber den Spruch, der uns bestätigt: Hinter jedem großen Mann steht eine große Frau?
Der Selbstwert der Künstlerin erwächst aus den Empfindungen für die Schönheit und Fülle des Lebens und ihrer Fähigkeit, dies in sinnstiftenden, kraftvollen Darstellungsformen auszudrücken, die andere Menschen positiv anrühren.
Der Selbstwert der Muse besteht in ihrem absichtslosen »Sosein«, das einen anderen Menschen inspiriert und diese Person stützt, fördert, liebt.

Die Amazone – Lebenskampf

Die Göttin in der Gestalt einer Amazone, sehe ich in diesem Zusammenhang – nicht im historisch-mythologischen Sinne – als eine körperbewußte, unabhängige und kämpferische Frau,

die ihr Überleben nicht von der Gnade der Männerwelt abhängig macht. Sie nimmt ihr Schicksal buchstäblich in die eigenen Hände und sichert mit Selbstbewußtsein, Intelligenz und der Fähigkeit, sich unter schwierigen Umständen zu behaupten, die notwendigen Lebensgrundlagen.
Unabhängigkeit vom Manne ist nicht gleichbedeutend mit Ablehnung des Mannes! Die Amazone ist leidenschaftlich, ohne sich von unklaren Gemütsbewegungen in ihrem Verhalten und in ihren Entscheidungen überfahren zu lassen. Sie kann durchaus die gleichberechtigte Partnerin eines aufgeklärten Mannes sein, der mit seinen weiblichen Qualitäten genauso gut umgehen kann wie sie selbst mit ihren männlichen.
Als antike Vorbilder für das Wesen von Amazonen mögen die griechische Kriegsgöttin Athena und vielleicht auch die Jagdgöttin und Herrin der Tiere Artemis stehen. Moderne Amazonen im engeren Sinn sind einerseits wohl manche Sportlerinnen, andererseits aber auch die weiblichen Mitglieder einiger Armeen, wie der amerikanischen und israelischen (wobei die letzteren noch am ehesten der Not ihrer Lebenssituation gehorchen und einen Beitrag für das Überleben von sich selbst, ihren Familien und ihrem Land leisten).
Der Selbstwert der Amazone erwächst aus ihrem Mut, sich dem Überlebenskampf zu stellen und auch »männliche« Qualitäten in sich auszuleben bzw. einzusetzen, und sich an ihrem Erfolg zu erfreuen.

Die Liebende – Spontane Lebenslust

Die Liebende ist die Verkörperung von Sinnlichkeit und Sinnenlust, von spielerischer Verführung und vibrierender Erotik, von rosaroter Verliebtheit und beglückender Liebe. Die

liebende Frau erfährt und gibt Liebe in Zärtlichkeit und Verständnis genauso, wie in der Dynamik ihrer Ekstase. Gerade die ungestümeren Äußerungen der liebenden Göttin verstören und erschrecken viele Männer – und manchmal auch uns Frauen selbst.
Es ist die Frau, die ihr Liebesempfinden als kostbares Geschenk betrachtet, die ihre Liebesfähigkeit hegt und ihre Liebe lebt, ungeachtet möglicher Angriffe auf ihren Ruf oder gar auf ihr Leben. »Liebe ist das einzige, was nicht weniger wird, wenn wir es verschwenden«, sagte Ricarda Huch. Und Simone Weil erkannte: »Die Liebe ist der Blick der Seele.« Was sollte man mehr noch sagen können?
Aphrodite ist ein klassisches Vorbild der Göttin, die sinnliche Frau, Verführerin, Geliebte, Initiatorin in die Geheimnisse der Liebeskunst und Liebende zugleich ist. Tantrameisterinnen stellen einen weiteren Aspekt der Liebenden dar, und die Frauen der berühmten Liebespaare der Weltliteratur bzw. Weltgeschichte einen dritten – von Héloise und Isolde zu Lola Montez und Wally Simpson.
Der Selbstwert der Liebenden ist die natürliche und erhebende Lebensfreude an der sinnlichen Liebe, das Erleben von Liebesfülle als Selbstzweck.

Das kleine Mädchen – Wunderbare Welt

Das kleine Mädchen in uns ist unschuldig, naiv, abhängig (ohne das recht zu wissen) und geht mit kindlichem Erstaunen durch unser Leben. Es versteht nicht, wozu es komplizierter Gedankenverrenkungen und gekünstelter Verhaltensweisen bedarf, um erwachsen zu werden und die Welt zu verstehen.
Das kleine Mädchen empfindet die Welt so, wie diese sich darbietet. Sie folgt ihren Sinnen und Gefühlen ohne Hinter-

sinn, aber durchaus auch mit Eigensinn. Für das kleine Mädchen ist das Leben zunächst ein Traum (über Alpträume des kleinen Mädchens muß ich im Kapitel über Mißbrauch leider auch etwas sagen). Da das kleine Mädchen leicht beeindruckbar ist, ist es auch leicht verführbar. Alice im Wunderland ist ein solches kleines träumendes Mädchen – ersonnen von einem wundervollen Mann. Shirley Temple spielte in ihren Kinderrollen Gesichter des kleinen Mädchen.

Das kleine Mädchen in Ihnen winkt Ihnen aus glücklichen Momenten Ihrer Kindheit zu – als die Welt noch einfach und in Ordnung war. Blicken Sie zurück, schauen Sie nach innen, bitten Sie das kleine Mädchen, sich zu zeigen, auf Sie zuzulaufen – Umarmen Sie es ruhig, und Sie brauchen sich der Tränen nicht zu schämen, die vom beseligenden Gefühl ausgelöst werden, ein Stück Kindheitsglück wiederentdeckt und vor dem Vergessen gerettet zu haben.

Das kleine Mädchen symbolisiert die kindlichen Ideale von Glück, Liebe, Frieden, Harmonie und die Sehnsucht, diese wie im Märchen für immer erleben zu können. Romantische Vorstellungen vom Leben und von der Liebe gehören dazu, wie sie die Romanzenkönigin Barbara Cartland in ihren unvergleichlichen Romanen beschreibt.

Der Selbstwert des kleinen Mädchen drückt sich in der Fähigkeit aus, sich über die Welt wundern zu können und über das Wunder des Lebens, der Schöpfung und des Bewußtseins zu staunen und die Welt so anzunehmen, wie sie aussieht.

Die eben erwähnten Facetten der Göttin repräsentieren nur jeweils einen bestimmten Ausschnitt einer »Farbe« aus dem weiten Spektrum des Regenbogens. Sie finden später eine Übung, um sich mit den Energien dieser Facetten und Farben verbinden zu können.

Mir geht es vor allem um die Bewußtmachung der Verbindung und um die harmonische Verwirklichung von wichtigen Aspekten der Göttin auf dem Weg zu einer neuen, alten Weiblichkeit, die individuell und sozial positive Wirkungen entwickeln kann. Frauen können sich heilen, ihre Partner und ihre Familien heilen helfen und Wesentliches zur Heilung der Gesellschaft und unserer Mutter Erde beitragen. Scheuen wir Frauen uns also nicht, uns hohe Ziele zu setzen, sie herbeizuwünschen, sie herbeizu»zaubern«. Hohe Ziele wie ein goldenes Zeitalter für einzelne und ganze Völkergruppen – Liebe, Verständnis und Harmonie als wichtige Energien im Zusammenleben –, selbstbewußte spirituelle Entfaltung als Sinn des Lebens.

Mittel und zugleich hohes Ziel ist ein neues Bewußtsein, ein neues bewußtes Sein. Die beste Zeit, dieses Mittel auszuprobieren und dieses Ziel anzustreben, sind unsere besten Jahre – die vielfach »Wechseljahre« genannt werden, und doch eher »Erfüllungsjahre« heißen sollten. Die individuelle Grundlage dafür ist der Selbstwert von Frauen und die gesellschaftliche Basis eine neue Kultur der Weiblichkeit. Um beides verwirklichen zu können, müssen wir damit beginnen, die Kraft der Göttin in uns bewußt zu erspüren und in unserem Leben wirken zu lassen.

Um zum bewußten Sein zu gelangen, um den Weg zur weisen Frau zu gehen, müssen wir uns einige weibliche Grunderfahrungen des Lebens ansehen, oft im Rückblick auf frühere Erlebnisse. Auch, wenn diese Erfahrungen oft leidvoll waren, können wir sie jetzt – mit dem richtigen geistigen Verständnis – als Chancen karmischer, schicksalhafter Lehren aufgreifen, die uns helfen, uns als Mensch, als Frau und als Persönlichkeit weiter zu entwickeln.

Ich spreche am Anfang dieses Buchs bewußt Ideale an, damit wir bei der Beschäftigung mit Problemen, die sich möglicherweise im Laufe der Jahre angesammelt und zu emotionalen und gesundheitlichen Blockaden verdichtet haben, nie die Lösungsmöglichkeiten aus dem Auge verlieren, die uns die Kräfte der Göttin bieten.

Die meisten der sogenannten Frauenbeschwerden braucht es überhaupt nicht zu geben, wenn wir Frauen wieder mehr wir selbst sind oder werden. Wenige andere, die sich aus dem normalen Auf und Ab im Leben einer Frau ergeben und den daraus folgenden zeitweiligen Schwankungen der körperlichen und seelischen Gesundheit, können mit sanften Therapien im Regelfall problemlos geheilt werden.

Wer im übrigen mit dem Begriff »Göttin« (noch) nicht so viel anfangen kann, hat vielleicht zum Bild des Engels einen leichteren Zugang. Der Engel kommt in Gestalt eines Menschen auf die Erde, um eine Reihe von irdischen Erfahrungen zu sammeln und daran seelisch-spirituell zu wachsen. Das Ziel dieser Entwicklung ist nicht eine utopische Vollkommenheit, die eben nur als Ideal gedacht, nicht aber auf der Erde verwirklicht werden kann, sondern die Weisheit, Chancen zur Verwirklichung zu nutzen und unlösbare Probleme oder Herausforderungen als solche zu akzeptieren.

Einige Qualitäten der Göttin haben wir sicher schon erfahren, andere noch nicht. In der folgenden Übung dienen Ihre eigenen Assoziationen, Bilder, Empfindungen und Bewußtseinserfahrungen als Hilfen für Sie, neue Dimensionen von Selbstwert zu entdecken, die bereits in Ihnen selbst existieren und nur darauf warten, daß Sie sie für Ihr Leben nutzen.

Kraftzentren der Weiblichkeit

Im Menschen gibt es bestimmte Zentren, in denen sich Kräfte konzentrieren bzw. durch die Kräfte wirken – und zwar sowohl physiologische wie psychische und sogar geistige Energien. Diese Kraftzentren – die in der indischen Yogalehre »Chakras« heißen – hängen mittelbar mit unserem Drüsensystem zusammen. Das sogenannte endokrine oder innersekretorische Drüsensystem wiederum hat unmittelbar mit unserem Hormonhaushalt zu tun, u.a. mit der Vitalität und Funktion von Keimdrüsen, Nebennieren, Thymusdrüse, Schilddrüse, Hirnanhangdrüse (Hypophyse) und Zirbeldrüse (Epiphyse), und mit unserem physischen und emotionalen Gesamtzustand.

Nach meiner Erfahrung kann Gesundheit im weitesten Sinne nur dann entstehen und bestehen bleiben, wenn wir uns als ganze Menschen in harmonischen Schwingungen befinden. Voraussetzung für psychische Gesundheit ist geistige und spirituelle Harmonie, für körperliche Gesundheit emotionale Harmonie. Umgekehrt gibt es auch eine gewisse Einwirkung, die aber nicht so intensiv ist. Grundsätzlich wirkt die jeweils höhere Dimension stärker – wenn auch subtiler und »unbegreiflicher«, also weniger materiell – auf die jeweils niedrigere Ebene ein.

In der folgenden Übung geht es um spirituelle und emotionale Impulse, die emotionale und physische Empfindungen auslösen, Blockaden ansprechen, alte Muster aufdecken und unseren Zellen neue, positive Eindrücke unseren Zellen einprägen. Auf diese Weise legen Sie ein brauchbares Fundament für die Stärkung Ihres Selbstwerts. Parallel dazu vollzieht sich durch die Harmonisierung der geistigen Kraftzentren auch ein Ausgleich in unserem körperlichen Drüsensystem. Dieser Ausgleich begünstigt auf nachhaltige Weise die Heilung von sogenannten Frauenleiden vor, in und nach der Menses und in der Menopause, und wirkt komplementär und ergänzend zur naturheilkundlichen Behandlung. Wir bemühen uns also sowohl um heilende Entwicklungs- und Bewußtseinsprozesse wie gleichzeitig um psychosomatisch und physisch wirksame natürliche Therapien. Dies ist der Kern der von mir entwickelten *Natürlichen Komplementär-Medizin.*

Meditationsübung »Auf dem Weg zur weisen Frau«

Legen Sie sich eine schöne Musik auf, vielleicht Panflöte und Orgel mit Zamfir, Flötenstücke von Jean Claude Mara oder Deuter's *Land of Enchantment.* Machen Sie es sich bequem, lassen Sie sich auf eine Phantasiereise entführen, bei der Sie ruhig immer wieder einmal innehalten, die Augen schließen und in sich selbst mitempfinden und nachspüren können. Diese Reise führt durch wesentliche körperliche Kraftzentren und Bewußtseinsdimensionen.
Sie können den Text auch als Meditationsanleitung verwenden.

* Atmen Sie einige Male vertieft ein und aus und lassen Sie mit dem Ausatmen die Alltagsgedanken und Sorgen fahren. Wenden Sie dann Ihre Aufmerksamkeit zur Wurzel des Rückgrats, in die Steißbeingegend, dort, wo im sogenannten Basiszentrum auch die Lebenskräfte wurzeln. Stellen Sie sich vor, daß dort ein klares, helles Licht in Weiß und Magenta erstrahlt, wie ein Strahlenkranz. Aus der Mitte dieses Strahlenkranzes erwächst langsam eine Pfingstrose, die vor ihren Augen ihre weißen und magentaroten Blütenblätter entfaltet. Sie riechen den feinen Duft von Pfingstrosen und hören den Klang einer Panflöte aus der Ferne, der näher zu kommen scheint. In der Mitte dieser Blüte, die sich in Ihrem Basiszentrum am Steißbein geöffnet hat, verdichtet sich das Licht, bricht auf und Sie sehen eine Frau wie eine Göttin in einem weit fließendem langen Gewand mit einem strahlenden Gesicht auf Sie zutreten und dann innehalten. Sehen Sie sich diese Frau an, betrachten Sie ihr Gesicht. Erkennen Sie ihr Gesicht? Haben Sie es schon einmal gesehen? Sind es womöglich Sie selbst, als ob Sie in einen Spiegel schauen? Die Göttin tritt etwas näher und winkt Ihnen mit einer einladenden Geste Ihrer Hand zu, mit ihr zu kommen. Sie spüren, wie ein feiner Strom von Energie vom Basiszentrum in Ihrem Körper emporsteigt und sich überall verbreitet und Sie auf nicht gekannte Weise belebt und leicht werden läßt. Zum Duft der Pfingstrosen riechen Sie nun auch weiße

Lilien. Die Göttin schwebt mit Ihnen in die Himmel empor, durch weiße Wolken hindurch, wie getragen von den Melodien der Panflöte und der seltsamen belebenden Energie, die von ihr ausgeht. Sie fliegen hinauf in die Weiten des Alls, den Sternen entgegen – und spüren mit einem Male, daß Sie jetzt entscheiden können, wohin die Reise gehen soll – Sie selbst können jetzt mit der Göttin eins werden, mit ihr verschmelzen, und ihre Kräfte in sich aufnehmen. Wie fühlen Sie sich dabei? Sie gönnen sich genügend Zeit, Ihre Reise so fortzuführen, wie Sie es jetzt mögen – Die Göttin löst sich nun wieder aus Ihnen und schaut Sie unverwandt an, und Sie blicken ebenfalls direkt in ihre Augen. Die Göttin übermittelt Ihnen, daß Sie ihre verschiedenen Kräfte jederzeit in Anspruch nehmen können, wenn Sie sich ihr zuwenden. Atmen Sie zum Schluß einige Male bewußt und vertieft ein, kommen Sie wieder zu sich hierher zurück, und stellen Sie fest, ob Sie sich jetzt anders fühlen, kraftvoller vielleicht oder offener und selbstbewußter –

* Lenken Sie Ihre Aufmerksamkeit in Ihr Becken, in Ihr Sexualzentrum. Wohltuende Wellen der Wärme steigen daraus auf, Sie sehen die rote Glut eines Kaminfeuers und ab und an gelbe, blaue und weiße Flammen an den glühenden Holzscheiten hochzüngeln. Eine sinnliche Frau liegt auf einem warmen, weichen Fell vor dem Feuer und dehnt und reckt sich wohlig, während sie das seidige Fell einer halbwilden Katze krault. Sie lauscht erregenden Melodienfolgen einer Klarinettenmusik – im Raum schwebt ein Duft von Patschuli. Sie versetzen sich in diese Frau hinein und bemerken mit einem Male, daß Sie dadurch magische Kräfte gewinnen, Ihre erotischen Wünsche und Sehnsüchte zu verwirklichen. Überlassen Sie sich einige Zeit den Bildern und Empfindungen, die Sie dabei erleben – ganz gleich, in welche phantastischen Abenteuer oder Erfahrungen Sie sich selbst führen mögen – Danach atmen Sie erneut vertieft ein und aus und richten Ihre Aufmerksamkeit wieder auf Ihre Situation jetzt. Gibt es etwas, was Sie gern aus dem Reich der Phantasie in die Ebene der irdischen Wirklichkeit übertragen würden? Fragen Sie die Frau vor dem Kamin bei Ihrem nächsten Besuch, wie Sie das tun können! Sie werden mit Sicherheit eine hilfreiche Antwort erhalten.

* Spüren Sie nun in Ihren Unterbauch hinein, etwa zwei oder drei Fingerbreit unterhalb des Bauchnabels. Dort ist das Kraftzentrum,

das in Japan Hara oder Erdmitte heißt, und in dem unsere physische Sicherheit und unser irdischer Schwerpunkt ruht. Stellen Sie sich dort den großen, orangefarbenen Ball der aufgehenden Morgensonne vor, wie er dicht über einem weiten Horizont hinter dem Morgendunst über der Erde auftaucht. Eine Frau steht amazonengleich, leicht breitbeinig und selbstsicher, mit wehendem Haar auf offener Steppe. Wilde Pferde galoppieren auf sie zu – ihre Hufe klingen wie rhythmische Trommelschläge. Die Frau geht mit ruhigen Schritten auf Sie zu, und Sie gehen ihr ebenfalls entgegen. Sie stehen sich nun gegenüber. Die Amazone bringt mit sich einen angenehmen Hauch wie von Sandelholz und Zypressen. Ist diese unabhängig wirkende Frau, diese Amazone, jemand, den Sie kennen? Sind Sie es vielleicht sogar selbst? Fragen Sie die Frau, welche Kraft oder welche Fähigkeit, die Sie jetzt in Ihrem Leben brauchen, sie Ihnen geben kann. Öffnen Sie sich für ihre Antwort und nehmen Sie die dynamische Qualität der Kraft oder Fähigkeit in sich auf. Erspüren Sie, wie deren Energie vom Harazentrum der Amazone zu Ihrem Harazentrum im Unterbauch hinüberfließt und in allen Körperzellen eine Resonanz auslöst. Fühlen Sie, wie Sie jetzt schon selbstsicherer, gelassener, mutiger, natürlicher und gestärkter sind. Freuen Sie sich einige Zeit an diesem neuen oder intensiveren Gefühl. Die Amazone verabschiedet sich von Ihnen wieder und geht auf den Horizont zu, mitten in den orangefarbenen großen Sonnenball hinein. Sie atmen wieder etliche Male vertieft ein und aus, und kommen in Ihre hiesige Wirklichkeit zurück.

* Wenden Sie Ihre emotionale und spirituelle Bewußtheit auf die Milz, links vom Magen – also auf das Zentrum für die Aufnahme von Sonnenenergie. Hier ist der Sitz Ihrer inneren Heilerin. Ihre innere Heilerin ist eine Frau in einem wallenden Gewand wie aus goldenem Licht. Sie steht auf der blau-grünen Erde, fast, als ob sie jeden Moment nach oben schweben würde – zu ihren Füßen eine Schlange mit erhobenem Haupt und saphirblitzenden Augen, über ihrem Kopf kreist ein Adler mit weit ausgebreiteten Schwingen. Die rechte Hand der Heilerin ist zur Sonne gereckt, die ihre Strahlen in die Mitte der Handfläche ergießt. Ihre linke Hand wendet sie Ihnen zu. Aus der Mitte der Handfläche fließt eine goldene Flüssigkeit direkt in jenes Organ oder jenen Teil Ihres Körpers, der Heilung benötigt.

Mit dieser goldenen Flüssigkeit strömt in Sie der Duft von Honig und Eukalyptus ein, und Melodien einer Querflöte, die aus einem Chorgesang herausklingen. Dieser Chor singt und summt den Urton OM, der ihr ganzes Wesen erfaßt und mit heilsamen Schwingungen durchflutet. Geniessen Sie diese Schwingungen einfach. Zum Schluß atmen Sie wieder einige Male vertieft und prägen sich die Erinnerung an die heilsamen Schwingungen sozusagen in allen Zellen ein. Dann lösen sich von diesem Bild, und kehren hierher zurück.

* Spüren Sie jetzt in den Solar Plexus hinein – zwischen Bauchnabel und Brustbeinende, dort, wo manchmal »Schmetterlinge« flattern. Dorthin sinkt im Schlaf unser Bewußtsein zunächst ab, um sich von dort in die Astralwelten der Träume zu erheben. Versenken Sie sich in das intensive, üppige Grün einer sanften Hügellandschaft, in der Dörfer, Wiesen und Wälder harmonisch miteinander abwechseln. Sie sehen glückliche und friedfertige Menschen bei der Feldarbeit und auf den Märkten und Straßen. Dies ist das Reich der souveränen Herrscherin. Schauen Sie sich in der Landschaft um, wo Sie die Herrscherin sehen. Sie erblicken sie schließlich – sie sitzt auf einem Freisitz wie auf einem Thron mitten in der Natur, in einem smaragdgrünen Gewand. In der rechten Hand hält Sie eine Erdkugel ins Licht empor, mit der linken krault sie einer zutraulichen Löwin den Nacken, die sich imposant zu ihren Füßen gelegt hat. Hinter ihr steht ein Fanfarenquartett, deren Musik wie eine Ankündigung für ein wichtiges Ereignis wirkt. Die Herrscherin sieht Sie an und ruft Ihren Namen. Vielleicht eher bebenden Herzens treten Sie näher – die Löwin mag Ihnen nicht nur imposant, sondern auch etwas furchterregend erscheinen. Sie werden von schweren Düften von Bergamotte und Zeder umweht. Während Sie näher kommen, überträgt sich etwas von der Sicherheit der Herrscherin auf Sie – Sie spüren, wie Sie das Wesen der Löwin verstehen lernen. Sie bleiben vor der Herrscherin stehen, die Löwin erhebt ihren Kopf und beginnt, mit rauher Zunge an Ihrer rechten Hand zu lecken, die Herrscherin legt die Weltkugel in Ihre linke Hand und fordert Sie auf, hineinzusehen. Wie in einer zauberhaften Kristallkugel sehen Sie den Verlauf Ihres bisherigen Lebens – Höhepunkte, Herausforderungen und bislang ungelöste Probleme. Sie sehen, in welchen Situationen und unter welchen Umständen Sie Ihr

Leben souverän führten – und wann eher nicht. Schauen Sie sich besonders jene ein, zwei oder drei Verhaltensmuster an, durch welche Sie sich selbst bislang in Ihrer Souveränität eher behinderten. Fragen Sie die Herrscherin, welche Ratschläge sie Ihnen geben kann, um mit diesen Problemen umzugehen. Beherzigen Sie diese Ratschläge und bereiten Sie sich innerlich darauf vor, daß Sie diese auch in Ihrem Alltagsleben anwenden. Sie geben nun die Kristallweltkugel der Herrscherin wieder zurück und verabschieden sich. Nehmen Sie ein Gefühl neuer Selbstsicherheit mit! Sie atmen einige Male tiefer und wenden Ihre Aufmerksamkeit Ihrer jetzigen Situation zu.

* Spüren Sie in Ihren Brustraum hinein, in die Brustmitte, an den Sitz des Herzzentrums – also nicht nach links zum physischen Herzen. Lassen Sie Ihre Phantasie bunte Wiesen ausmalen, in denen kleine Kinder und junge Tiere spielen. Friedlich grasen Büffelkühe, linde Lüfte bringen Düfte von Melisse mit sich, Violinen spielen fröhliche Weisen. Ein romantisches Urbild eines Paradieses bietet sich Ihren Augen und Empfindungen dar. Über dieser Idylle schwebt, offensichtlich von Kindern und Tieren unbemerkt, eine liebevolle Gestalt mit einem Gewand aus Rosenblütenblättern, die das Inbild der Urmutter darstellt. Sie läßt aromatisch duftende zarte Blütenblätter von rosafarbenen Rosen herabregnen. Sie befinden sich nun inmitten der Landschaft, sehen die schwebende Frau, die Ihnen ein besonders schönes großes rosafarbenes Blütenblatt zuwirft und Ihnen bedeutet, dieses Blütenblatt an Ihr Herz zu drücken und sich dabei etwas zu wünschen. Sie fangen das rosafarbene Zauberblatt auf, setzen sich zwischen die Blumen auf die Wiese, schließen die Augen und denken an Ihren sehnlichsten Herzenswunsch. Dabei drücken Sie das Blütenblatt sanft an Ihre Brust, mitten auf das Herzzentrum. Sie öffnen sich jetzt vertrauensvoll für die innere Stimme und die intuitive Weisheit, die Ihnen bedeuten werden, wie Ihr Herzenswunsch in Erfüllung gehen kann. Dieser Einblick kann sich in Form eines Bildes, einer Idee, eines Gefühls oder individuell anders ausdrücken. Lassen Sie sich auf die Energie Ihrer inneren Antwort liebevoll ein, nehmen Sie sie als ein Geschenk aus höheren Bewußtseinsdimensionen an. Verinnerlichen Sie diese Energie so gut, wie es Ihnen möglich ist.

* Bleiben Sie in dieser wunderschönen Landschaft. Lenken Sie Ihre Aufmerksamkeit etwas höher, auf das Thymuszentrum, oberhalb des Herzzentrums, unterhalb des Schlüsselbeinansatzes. Sie spüren, wie Sie fröhlicher, vielleicht sogar spürbar glücklicher geworden sind. Gehen Sie durch die Wiesen, bis Sie zu einem lauschigen Bachlauf kommen, an dem ein kleines Mädchen spielt. Vögel fliegen zwitschernd um seinen Kopf, Schmetterlinge flattern wie bunte Farbkleckse durch die Luft, im Haselstrauch tollt ein Eichhörnchen. Hier weht ein Hauch von frischer Limone, ab und an dazwischen ein gemütlicher Zimtduft. Das kleine Mädchen in einem gelb-grünen Kleidchen spielt Lieder auf der Blockflöte – ein Bild natürlicher Unbekümmertheit. Gehen Sie näher, blicken Sie das kleine Mädchen an. Erkennen Sie es? Sie selbst sind das kleine Mädchen, das voller Vertrauen in die Güte der Erde und des Lebens und voller Selbstvertrauen das Geheimnis Leben jauchzend und spielerisch erfährt. Werden Sie zu diesem kleinen Mädchen, erfüllen Sie sich all die Kinderwünsche, die solange schon verdrängt und verborgen in Ihnen ruhen – und freuen Sie sich auch, wenn Tränen fließen und alte Gefühlsblockaden wegschwemmen. Als kleines Mädchen sind Sie noch und wieder ganz Sie selbst – mit allen Wünschen und Idealen, mit der ganzen Leichtigkeit des Seins. Verabschieden Sie sich dann wieder aus dieser Landschaft und vergewissern Sie sich, daß Sie jederzeit hierher zurückkehren können. Atmen Sie erneut einige Male vertieft ein, kehren Sie bewußt in Ihre derzeitige Situation zurück, und klopfen Sie mit den Fingerspitzen beider Hände locker auf die Stelle der Thymusdrüse zwischen Brustmitte und Halsansatz.

* Wenden Sie Ihr Bewußtsein nun auf den Hals, auf das sogenannte Kehlkopfzentrum. (Wenn Sie Probleme mit der Schilddrüse haben, werden Sie diesen Übungsteil vielleicht auslassen wollen!) Dieses Kraftzentrum des Kehlkopfs ist die esoterische Entsprechung zur Fähigkeit des Menschen, schöpferische Kräfte in sich nicht nur zu entdecken und zu empfinden, sondern auch auszudrücken. Für Frauen ist der kreative Ausdruck ein besonders wesentlicher Schlüssel zur Erfahrung des Selbstwerts. Versetzen Sie sich in eine Künstlerinnenwerkstatt einer beliebigen Epoche und einer beliebigen Kultur. Sie sehen in dieser Werkstatt Frauen in türkisfarbenen Roben bei den verschiedensten Tätigkeiten. Einige spielen Musik auf den

unterschiedlichsten Instrumenten und singen, andere malen, weitere proben ein Theaterstück, wieder andere bereiten Pflanzentinkturen zu – es riecht nach Flieder und Muskatnuß. Sie sehen auch Frauen, die schreiben und solche, die sich angeregt miteinander unterhalten. Schauen Sie sich die Vorgänge in Ruhe an, hören Sie zu. Eine Frau wendet sich jetzt Ihnen zu und bittet Sie zu sagen, welche Tätigkeit Sie gern lernen oder ausüben möchten. Während diese Frau zu Ihnen spricht, wenden sich alle anderen Frauen ebenfalls Ihnen zu und möchten offensichtlich nichts von Ihrer Antwort versäumen. Sie stellen sich in die Mitte der Werkstatt und sagen klar, deutlich und ruhig, woran Sie gern arbeiten möchten und warum Sie das möchten. Nachdem Sie gesprochen haben, geht ein freudiges Strahlen über die Gesichter – die Künstlerinnen nehmen Sie in ihrem Kreise auf. Sie begeben sich an die Tätigkeit Ihrer Wahl – welches Thema wollen Sie behandeln? Was für eine schöpferische Aussage möchten Sie wozu machen? Sie erleben sich, wie Sie diese künstlerische Aussage gestalten. Nehmen Sie dann wieder Abschied von Ihren Schwestern in der Werkstatt, und nehmen Sie die Freude und das Glück über die gelungene kreative Arbeit mit. Atmen Sie mehrere Male tief ein und kommen Sie zurück in Ihre Lebenssituation hier.

* Neben unseren physischen Augen besitzen wir Menschen auch noch ein geistiges Auge, das »dritte Auge«. Es steht in enger Beziehung zur Hypophyse und erlaubt uns, auf spirituellen Bewußtseinsebenen jenseits der materiellen, physischen Sehfähigkeit zu sehen – im Traum, in Visionen, bei Phantasie- und Astralreisen und in der Meditation. Frauen haben aufgrund der Betonung der intuitiven Fähigkeiten über die größere Aktivität der rechten Gehirnhälfte eine natürliche Veranlagung, mit diesem dritten Auge wahrzunehmen. Die Priesterinnen des Altertums waren Seherinnen. Mit der folgenden kreativen Visualisation werden Sie Kontakt zur Seherin in sich aufnehmen können. Atmen Sie einige Male vertieft aus, lassen Sie wieder bewußt alle Sorgen und Belastungen des Alltagslebens mit der Ausatmung aus sich ausströmen. Stellen Sie sich eine tiefblaue Vollmondnacht an einem See vor. Eine kleine Insel hebt sich schwach vor dem funkelnden Sternenhorizont ab. Zwölf Frauen in weißen Kleidern und wehenden Haaren stehen in der leichten Brise der Nacht und bilden einen Kreis. Lavendel- und Weihrauchduft erfüllt den Kreis, aus dem Klänge von Glasschalen und Zimbeln ertönen.

Die Frauen sind Priesterinnen. Sie zelebrieren ein Ritual. Sie recken die Hände empor, als ob Sie nach dem Vollmond greifen wollten. Eine Frau löst sich aus der Gruppe und geht zum Wasser. Sie selbst sind diese Frau. Sie stehen am Wasser und blicken ruhig und klar in das Spiegelbild der weißen Mondscheibe. Sie blicken sehr lange mitten hinein in die Mondscheibe, die sich im Wasser spiegelt. Aus der Tiefe des Wassers perlen silberne Luftbläschen herauf, die Mondscheibe im Wasser verwirbelt in einem Spiralstrudel. Aus dem Wasser taucht ein Delphin auf, der Ihnen einen blauen Edelstein bringt. Sie begreifen, daß dieser Stein eine geheime Botschaft für Sie birgt. Sie schreiten zurück zum Kreis der Frauen mit dem blau funkelnden Kristall in beiden Händen und halten ihn im Kreis empor zum Mond. Das Mondlicht bricht sich funkelnd in diesem Kristall. Sie empfangen jetzt die im blauen Edelstein verborgene Botschaft: auf welche Weise Sie persönlich die Kraft der Priesterin in Ihrem Leben in sich wecken können. Sie erfahren, welche Rituale, welche Übungswege, welche Meditationen Ihnen helfen werden, als Priesterin für sich und andere den Kontakt zur großen Göttin aufzunehmen und zu pflegen. Lassen Sie sich Zeit, alle bedeutsamen Einsichten ruhig und klar aufzunehmen. Blicken Sie zum Schluß noch einmal in das Funkeln des Edelsteins hinein, atmen Sie vertieft ein, und kehren Sie langsam in die jetzige Situation zurück.

* Spüren Sie nun in den Raum über Ihrem Kopf. Stellen Sie sich vor, daß Sie aufwärts blicken in gleißendes weißes und klares violettes Licht. Lassen Sie sich von diesem Licht nach oben tragen, über Ihren Körper hinaus. Sie sehen eine Traumlandschaft, in der auf schroff abbrechenden Klippen eine Frau in das Wetterleuchten eines fernen Horizonts blickt. Über dieser Frau kreist ein weißer Horusfalke mit golden blitzenden Sprenkeln auf dem Gefieder. Sie kommen der Frau näher und beobachten sie. Sie scheint sich in Trance zu befinden – unbewegten Auges blickt sie in die Himmel. Sie trägt ein Kleid aus weißen und hellvioletten Lichtstrahlen, dem der Duft von Nelke und Sassafras entsteigt. Die Frau blickt weiter über den Horizont, während sie zwei Steine in die Hände nimmt und gegeneinander schlägt. Statt des erwarteten Steinschlags beginnen die Steine wie zwei Glocken zu klingen, einer heller, der andere dunkler. Als Echo antworten die Himmel mit immer heftigerem Wetterleuchten und Donnerhall. Da wendet sich die Frau um, blickt Ihnen geradewegs in

die Augen und beginnt zu sprechen: Welche Frage über Dein Leben hast *Du*? Welche Frage ist Deine wichtigste Frage? Sie blicken der Prophetin ebenfalls in die Augen und stellen Ihre Frage? Öffnen Sie sich für die Antwort, gleich, auf welche Weise sie kommen mag und wie sie lautet. Nehmen Sie die Antwort an. Die Prophetin wendet sich wieder von Ihnen ab und schaut erneut zum Himmel über dem Horizont. Sie lassen sich vom weiß-violetten Licht zurück in Ihren Körper tragen. Erwägen Sie jetzt die Antwort einige Augenblicke – was bedeutet die Antwort Ihnen? Wie können Sie sie in Ihrem Leben nutzen? Atmen Sie etliche Male verstärkt ein und aus, entspannen Sie sich, schütteln Sie Ihren Körper aus, trinken Sie einige Schlucke kühlen Wassers, und benetzen Sie auch Gesicht, Stirn, Schläfen und Nacken mit kühlem Wasser, um wieder ganz im Hier und Jetzt zu sein!

Sie haben in diesen Übungen sicherlich Vieles erfahren und auch Erlebnisse gehabt, die im Text gar nicht vorgezeichnet waren, da sich menschliches Bewußtsein ja nicht begrenzen läßt. Die Übungsvorschläge dienten dazu, Ihnen erste positive Impulse zu vermitteln. Vielleicht wollen Sie bei einer Wiederholung dieser Übung etwas anders machen, etwas ergänzen oder verändern. Vielleicht möchten Sie zum Beispiel beim Durchspüren der verschiedenen Stationen nicht immer mit vertieftem Atmen »zurück« kommen, sondern in einer Art transzendenten Bewußtseinszustands bleiben. Ich habe diese Pausen eingeschoben für Frauen, denen solche Übungen bislang noch neu sind – damit Sie die einzelnen Schritte auch zeitlich voneinander getrennt machen können. Das empfiehlt sich ohnehin, wenn Sie die Kräfte eines bestimmten Zentrums intensiver entfalten wollen.[2]
Im nächsten Kapitel »springen« wir aus diesen eher ätherischen Regionen mitten hinein in sehr irdische Problembereiche: die psychologischen Wirkungen bestimmter Konstellationen im Elternhaus für das weibliche Empfinden, für Menses und Menopause.

2 *Familienbeziehungen als Herausforderung für die spätere Entwicklung*

Charakteristische Problemkonstellationen

Inzwischen ist praktisch von allen psychologischen Forschungs- und Therapierichtungen die Bedeutung des Elternhauses und des Verhältnisses zwischen Eltern und Kindern hinlänglich erkannt worden. Ich möchte auf jeweils drei Kategorien von Vater- und Mutterbeziehungen und ihre Wirkungen auf Frauen eingehen – mehr aufgrund der Erfahrungen in meiner Naturheilpraxis als auf der Basis wissenschaftlicher psychologischer Theorien. Ich gehe also nur auf jene Konstellationen ein, die schon von vorneherein eine bestimmte Problematik nahelegen.

Der strenge Vater

Väter, welche die weiblichen Qualitäten bei ihren Töchtern unterdrücken, haben diese Energien bei ihrer eigenen Mutter gehaßt, bzw. immer unter Angst vor der ihnen letztlich unverständlichen Weiblichkeit gelitten, während sie sich insgeheim nach zärtlicher weiblicher Liebe sehnten. Die Folge ist, daß Väter dann versuchen, alles an fraulichen Merkmalen bei ihren Töchtern zu verneinen.
Meist sind solche Frauen später sehr freiheitsliebend und »brauchen« erst einige Partner, bis sie den richtigen Mann für sich gefunden haben – der sich von ihrer Kraft nicht erschrekken läßt. Solche Frauen übernehmen gern mit (unbewußten?) Rachegefühlen eine Führungsrolle in der Partnerschaft. Diese

Frauen werden meist erst spät in ihrem Leben Kinder gebären.
Die erwachsen gewordene Tochter eines strengen Vaters tendiert dazu, die femininen Seiten ihrer Weiblichkeit und typisch weibliche Rollenverhalten herunterzuspielen. Sie hat sich angewöhnt, Beschwerden in der Menses zu unterdücken oder zu verdrängen, weil sie mit weiblichen Unpäßlichkeiten früher Mißfallen erregte. Für die Menopause kann man Töchtern strenger Väter generell raten, die eigenen Gefühle liebevoll anzunehmen und spätestens jetzt ihren Selbstwert richtig zu definieren: es ist in Ordnung, daß Sie sowohl weiblich schwach wie weiblich stark sind!

Der gutmütige Vater

Er erlaubt (fast) alles – aus Bequemlichkeit und/oder aus Scheu vor Verantwortung bzw. schlechtem Gewissen, weil er sich zuwenig um sie kümmert. Seine Tochter kann später nur schwer einen passenden Partner finden bzw. kommt mit Partnern nur schwer zurecht. Sie will vom Partner ebenso mit Geschenken überhäuft werden, die sie als Signale der Liebe kennengelernt hat.
Ihr Selbstwert wird stark von materiellen Gütern bestimmt. Solche Frauen sind oft in bezug auf Erotik recht »verklemmt«, sie setzen Sexualität gern als »Ware« ein. Körperliche Symptome sind häufig Verstopfung und Stauungen von Lymphe und Blut.
Frauen mit solchen Vätern haben oft tiefe Gefühlsbindungen und echte Liebe – jenseits von Geld oder Bequemlichkeiten – noch nicht kennengelernt. Bei manchen setzen Symptome der Menopause vorzeitig ein. Die Lernaufgabe in den Wechseljahren ergibt sich vor allem aus den entsprechenden Symptomen.

Allgemein aber sollten solche Frauen aktiv lernen, ihr Herz zu öffnen und Gefühle ohne Erwartungen auf Gegenleistungen zu geben.

Vaterlos aufgewachsene Töchter

Durch die Mutter wird die Tochter entweder mit utopischen Idealvorstellungen von einem Mann »vorprogrammiert«, oder durch übertriebene, aufgrund von Enttäuschungen entstandenen Negativbildern in ihrer Offenheit gegenüber dem anderen Geschlecht »blockiert«. Diese Frauen suchen später nach utopischen Männeridealen oder sind von vorneherein voller Mißtrauen und Verachtung für Männer. Sie müssen für sich meist die Wirkungen eines Selbstwertmangels klären, der sich – vor allem in ihrem Kindheitserleben – daraus ergibt, daß ihnen im Vergleich zu Schulfreundinnen etwas »fehlt«, nämlich der Vater.

Ihre Mütter leiden in der Menses und in ihrem Klimakterium – besonders, wenn die Mutter keinen Partner mehr gefunden hat – unter gereiztem oder zwiespältigem erotischen Verlangen, gemischt mit Verachtung für die Männer, die es einem doch »nie recht machen« können; dazu oft unter starken, schmerzhaften Perioden und einem deutlich spürbaren Übergang zur Menopause. Ihre Töchter spiegeln später unbewußt ein ähnliches Bild wider. Solche Frauen müssen erkennen lernen, daß die Abwesenheit eines Mannes kein Manko darstellt, und daß es innere Werte gibt, auf denen der Selbstwert von Frauen und Männer beruht.

Die anpassungswillige Mutter

Sie wird von ihrem Mann »untergebuttert«, obwohl sie über große, wertvolle Kräfte und Herzenswärme verfügt. Sie könnte durchaus auch ohne ihren Mann ihre Frau stehen – traut sich aber nicht zu widersprechen oder das Heft auch äußerlich sichtbar in die eigene Hand zu nehmen. Ihre Liebe und Zärtlichkeit kommt ihren Kindern zugute, weil ihr Mann damit nichts anzufangen weiß.
Weil sie aber ihre weiblich-männlichen Kräfte nicht lebt, sondern lange Zeit unfrei-angepaßte Verhaltensweisen entwickelt hat, kann diese Mutter ihrer Tochter in deren Pubertät nicht mehr offen und frei zur Seite stehen. Die Tochter »lernt« daraus, weibliche Gefühle und weibliche Vorgänge – wie Menses und Sexualität – erst vor dem Vater zu verbergen, später dann vor ihren Partnern.
Bei der Menstruation erleben solche Frauen oft Krämpfe als psychosomatischen Ausdruck aufgestauter Gefühle. Sie hegen eine tiefe Sehnsucht nach einem verständnisvollen, männlich-weiblich ausgewogenen Partner und besitzen eine starke Libido. In – am besten natürlich vor – der Menopause müssen solche Frauen lernen, ihren Gefühle frei und selbstbewußt Ausdruck zu verleihen. Wenn der Partner nicht als das richtige Gegenüber dafür erscheint, sind Frauenseminare oder -workshops sinnvoll.

Die gefühlsarme Mutter

Diese Mutter ist von Männern – ihrem Ehemann, ihrem Partner oder häufig schon von ihrem Vater – abgrundtief enttäuscht worden. Sie wurde mit ihren Problemen zu oft allein gelassen. Übertriebener Gebrauch von Genußgiften wie

Alkohol oder Zigaretten, aufdringliche Geselligkeit und Kaufwut oder Geiz kennzeichnen Ersatzmittel für diese Frauen, weil sie echte Gefühle nicht mehr entwickeln kann. Selbst viele Geschenke sind dann nur ein Zeichen des schlechten Gewissens, nicht der Herzenswärme.
Die Töchter solcher Frauen leiden unter dem Mangel an herzlicher Gefühlsverbindung und Zärtlichkeit. Die Töchter richten ihre Wertvorstellungen dann gern nach Freundinnen oder Zeitidolen. Sie werden in der Pubertät »analytisch« von ihren Müttern aufgeklärt, sind sich aber über den Wert von Weiblichkeit (noch) nicht bewußt.
Die Menstruation kann unregelmäßig sein oder wird manchmal sogar ganz unterdrückt. Es wird für solche Frauen heilsam sein, ihren aufgestauten Tränen eine Zeitlang freien Lauf zu lassen – spätestens in der Menopause werden sie sich ohnehin Bahn brechen.

Mutterlos aufgewachsene Töchter

Wer mutterlos aufgewachsen ist, erfährt heutzutage viel vom oft häufigen Wechsel der Partnerinnen des Vaters. Diese Töchter bzw. Frauen lernen unwillkürlich, andere Frauen – und womöglich sogar sich selbst – zu verachten. Aufgrund ihrer Beobachtungen lernen sie, mit Männern »umzugehen«.
Manche dieser Frauen negieren ihre Weiblichkeit, andere bringen sie manipulativ zur Geltung. In ihnen ist eine ungestillte Sehnsucht nach weiblicher, mütterlicher Zärtlichkeit. In der Menses treten meist Kopfschmerzen auf. Spätestens zur Menopause hin sollten mutterlos aufgewachsene Frauen lernen, mit ihrer inneren Göttin und ihrer inneren Urmutter einen innigen Kontakt zu pflegen.

Diese knappe Übersicht kann nicht mehr als ein erster Schritt sein, um einige der frühen Ursachen von Problemen zu erkennen, mit denen Sie es jetzt vielleicht zu tun haben. Eine individuelle Deutung ist damit natürlich nicht verbunden. Aber Sie werden sicherlich Bekannte oder eventuell sich selbst in der einen oder anderen Schilderung erkennen können.
Im nächsten Kapitel geht es um einen weiteren wesentlichen Ursachenkomplex für spätere sogenannte Frauenbeschwerden.

3 Frühe Sexualität

Der Zeitpunkt der ersten sexuellen Kontakte ist von entscheidender Bedeutung für die weitere körperliche, gesundheitliche, emotionale und spirituelle Entwicklung. Diese Erfahrungstatsache wird bislang in medizinischen und pädagogischen Kreisen noch viel zu wenig beachtet. Der Grund dafür mag auch darin liegen, daß Sexualität viele Menschen zu ideologischen Betrachtungen und Projektionen reizt. So galt und gilt Sexualität verschiedenen Religionen bzw. ihren dogmatischen Vertretern als gefährlich, als unsauber oder gar als sündig. Sie versuch(t)en auch jene Menschen der Gesellschaft zu bevormunden, die sich nicht zu ihrem Glauben bekannten und erklärten Sexualität zum Tabu. Die sogenannte Sexwelle der sechziger Jahre brachte den gegenläufigen Pendelschlag zur »Befreiung« von engen, verklemmten und verstaubten Konventionen in der Sexualität. Unter dem Motto der Aufklärung, wie bei Oswald Kolle, oder mit dem Ziel der spirituellen Entwicklung, wie bei Rajneesh, brachen Millionen Menschen weltweit zu neuen Ufern auf – oft allerdings ohne dort anzukommen, wo sie es sich erhofft hatten. Ich gehe in diesem Buch von der Grundlage einer natürlichen positiven Einstellung zur Sexualität aus und bitte darum, die folgenden Überlegungen zu möglichen Folgen früher Sexualität auch so zu verstehen. Sie beziehen sich im übrigen auf Erfahrungen mit Patienten in Nord- und Mitteleuropa, sowie in Nordamerika. (Für viele Frauen unter dem Einfluß von südlichem Sonnenlicht – das ja auf die Hypophyse und damit auf das Steuerungsorgan für das gesamte Drüsensystem wirkt – gelten teilweise andere zeitliche Werte.)

Sexualität, und in besonderem Maße frühe Sexualität, wird

beeinflußt von und übt Wirkungen aus auf die Dreiheit von Körper, Geist und Seele. Im Entwicklungsalter wird der Reifungsprozeß durch zu frühe Sexualität entscheidend disharmonisch vorgezogen bzw. behindert, weil die vorzeitige Beanspruchung der Keimdrüsen die harmonische Entwicklung des komplexen Zusammenspiels aller anderen Drüsen einseitig verschiebt. Zu den gesundheitlichen Folgen gehören nach den Erfahrungen aus meiner Praxis ein frühzeitigerer Alterungsprozeß, als er sonst zu beobachten ist. Zu den psychosomatischen Folgen zählen meiner Meinung nach eine verringerte Nutzung des Denkvermögens und eine verminderte Konzentrationsfähigkeit. Offensichtlich sind natürlich auch die Gefahren durch Geschlechtskrankheiten und Aids, die Belastungen durch ungewollte Schwangerschaften, usw., aufgrund der mangelhaften Kenntnis über diese Risiken.
Aufgrund der populären Massenmedien, in denen Sex so hervorgehoben und verherrlicht wird, ist es für die Jugendlichen sehr schwer geworden, nein zu sagen zur frühen sexuellen Betätigung. Nein zu sagen hat nichts mit Moralpredigten zu tun. Zu früher Sex für junge Menschen – besonders für junge Mädchen – kann sehr gefährliche Wirkungen nach sich ziehen. Mit jedem neuen Partner entsteht ein größeres Risiko, krankheitsverursachende Viren übertragen zu bekommen. Besonders für junge Mädchen bedeutet dies eine erhöhte Gefahr für Muttermunderkrankungen und vaginale Infektionen, da diese Organe meist noch nicht vollständig ausgereift sind. Je älter wir werden, desto mehr Immunität entwickeln wir dagegen. (Der Muttermund spielt für die Schwangerschaft eine wichtige Rolle – wenn er sich zu früh öffnet, zum Beispiel aufgrund von Muttermunderkrankungen, begünstigt dies Fehlgeburten.) Dies sind Erkenntnisse des Zentrums für Krankheitskontrolle (Center for Disease Control) in Atlanta, USA.

Die entscheidende Frage lautet: was ist »zu früh«? Selbstverständlich wird es völlig individuelle, subjektive Antworten auf diese Frage geben. Ich meine, daß es aber doch einige »objektive« Kriterien gibt, die Eltern und Jugendliche beachten sollten:

- Jede intime Begegnung bedeutet, Verantwortung für sich und für den anderen Menschen und für die zumindest zeitweise Gemeinsamkeit mitzutragen – in bezug auf Schwangerschaft, Aids, Geschlechtskrankheiten. Ab welchem Alter sind wir dazu ansatzweise in der Lage?
- Sexualität bedingt zwar nicht immer, führt aber für die Frau – aufgrund der im Regelfall größeren Empfindsamkeit – spätestens nach dem Liebesakt zu einer emotionalen und geistigen (Ver-)Bindung, die nicht an der Oberfläche der Lust bleibt, sondern tiefer geht.
- Im Liebesakt findet ein inniger Austausch zwischen den Energien der Emotionalkörper, der beiden Auras und der Energien der Chakras bzw. Kraftzentren im Menschen (die Entsprechungen zu den Drüsen besitzen) statt. Ab welchem Alter sind wir reif genug, abschätzen zu können, welche Art von emotionaler und geistiger Energie von welcher Art von Mensch wir – abgesehen vom sexuell-körperlichen Austausch – mit der unseren »vermischen« wollen?

Ich bin der Überzeugung, daß es in vielerlei Hinsicht am »gesündesten« ist, »erst« mit etwa 18 Jahren intime Liebesbegegnungen zu pflegen. Meine Patientinnen berichten mir übereinstimmend, daß ihre sexuellen Kontakte um so oberflächlicher für sie selbst ausfielen, je früher sie stattfanden. Zu frühe Sexualität – zum Beispiel auch, um einen Freund zu »halten« – brachte immer eine Abwertung ihres Selbstwerts mit sich bzw. eine Blockade für die Entwicklung des Selbstwerts. Und – für mich nicht überraschend – mit jedem zusätzlich gewonnen Lebensjahr vertieft sich das Liebesempfinden in der Intimbegegnung für sie (vorausgesetzt, daß es in der Partnerschaft im großen und ganzen stimmt). Die Frauen in meiner Praxis bestätigen übereinstimmend, daß sie erst mit 35, 40, 45, 50 und sogar teilweise noch später wirklich ganzheitliche Liebesbegegnungen erfahren, in denen sowohl ekstatische Orgasmen wie liebevolle Gefühlszuwendung und tiefe geistige Verbindung mit dem Partner möglich sind.

Frühe Sexualität spiegelt eine – natürliche – Neugier der jungen Menschen. Noch häufiger allerdings müssen wir die Suche oder gar Sucht nach Sexualität als Ersatz für menschliche Wärme und echte Liebe konstatieren – nicht nur bei Jugendlichen! Gerade für zu junge Menschen bedeuten sexuelle Erfahrungen auf der Grundlage einer solchen oder ähnlichen Motivation Vorboten späterer tiefgreifender emotionaler Konflikte, Entwicklungsstörungen und psychologischer Hemmungen. Das Problem liegt bei uns Eltern und Erwachsenen, unseren (meist ungünstigen) Vorbildern, und der von uns mitgeschaffenen Gesellschaft mit oft ganz aus den Fugen geratenen Wertmaßstäben.

Für mich gehört zur Kultur der neuen Weiblichkeit auch die Kultur der verantwortlichen weiblichen Sexualität – ohne Druck oder subtilen Zwang durch Massenmedien oder Menschen, die das Leben (noch) nicht zu schätzen wissen. Zum Thema der zu frühen Sexualität gehört auch das von Männern oft völlig unterschätzte Problem des nächsten Kapitels.

4 Mißbrauch, Mißhandlung und die Folgen

»So mag ich dich gern«, sagen viele Väter und Mütter zu ihren Töchtern, und bringen damit zum Ausdruck, daß nicht das Wesen selbst geliebt wird, sondern nur die jeweils gern gesehene äußere Schale oder der Körper. Zuneigung gibt es nur im Austausch gegen die Erfüllung bestimmter Klischees. Die Entwicklung des weiblichen Selbstwerts wird gehemmt, wenn nicht sogar unterdrückt. Es handelt sich um einen subtilen Erpressungsmechanismus: Wenn du so bist, wie ich es mir vorstelle, dann akzeptiere ich dich, dann zeige ich dir, was »Liebe« ist.

Auf diese Weise kommt es zu einem Mißbrauch von Gefühlen, die den Mißbrauch des Körpers oft genug – teils unbewußt – vorbereiten. Sie werden vermutlich wissen, daß die erschrekkend hohen Zahlen von Mißbrauch und Mißhandlung (man spricht von gut 50% aller Frauen, die im Kindesalter, in ihrer Jugend oder später Opfer dieser Taten werden) in erster Linie auf das Verhalten von Familienangehörigen, Verwandten und Freunden zurückgeht, und nicht auf Fremde. Es beginnt meist »harmlos« – das junge Mädchen sucht Zärtlichkeit, Anerkennung und Liebe, und wird zur Duldung eines kranken und kriminellen Verhaltens eines Mannes gedrängt, das nichts anderes als Mißbrauch und Mißhandlung darstellt. Kinder und Jugendliche wagen selten, davon zu erzählen, die betreffende Person öffentlich anzuklagen und bloßzustellen – aus Angst, bestraft zu werden (auch von der Mutter!).

Ich erspare mir und Ihnen, einige der unzähligen Beispiele fast unmerklicher oder offen brutaler Ausnutzung im einzelnen anzuführen und zu beschreiben. Oft genug wird Frauen hinterher auch noch »Einverständnis« oder »Lustempfinden«

vorgeworfen. Bei Kindern kommt aber selbst diese billige und falsche Entschuldigung auf keinen Fall in Betracht.
Eine neue Studie der *American Psychological Association* bestätigt die geschätzten Zahlen aus dem deutschsprachigen Raum: Mindestens gut ein Drittel – je nach Zählweise die Hälfte! – aller befragten Frauen berichten, daß sie vor dem 21. Lebensjahr eine erhebliche Erfahrung mit gegen sie gerichtetem körperlichen oder sexuellen Mißbrauch machen mußten. Bei Mädchen im Alter von etwa 16 Jahren stellt man ein Absinken von Intelligenztestresultaten um 15 Punkte fest (gut 10%), vermutlich aufgrund gesellschaftlicher Unterdrückunsgmechanismen von Entwicklung und Ausdruck natürlicher weiblicher Intelligenz. Übrigens werden drei von vier Frauen an ihrem Arbeitsplatz direkt oder mittelbar sexuell belästigt. Diese Zahlen allein belegen schon die Notwendigkeit für eine neue Kultur der Weiblichkeit!
Was die medizinische Behandlung der Folgen betrifft, finden Sie wichtige Hinweise im achten Kapitel unter dem Stichwort »Vergewaltigung«, das sich auch auf weniger offensichtlichen Mißbrauch bezieht. Leider werden Mißbrauch und Mißhandlung noch viel zu häufig verharmlost – auch von Frauen, die einen niedrigen Selbstwert bereits so verinnerlicht haben, daß sie gar nicht viel dabei finden, als vermeintlich seelenlose Lustobjekte behandelt zu werden.
Jede Frau, und auch jede Mutter, die sich von einem Mann, der sie selbst oder eine Tochter oder Freundin »feindselig« *oder* »freundlich« mißbraucht, nicht distanziert und ihn – spätestens im Wiederholungsfalle – anzeigt, gefährdet alle Töchter und erwachsenen Frauen und unterstützt durch ihre stillschweigende Duldung die Krankheit oder Kriminalität des Mannes – vielleicht, um ihn nicht zu »verlieren«. Aber was gäbe es mit einem solchen Mann eigentlich zu gewinnen?
Wenn Sie einen Partner haben, der Sie oder Ihre Tochter

mißhandelt, trennen Sie sich von ihm! Suchen Sie therapeutische und juristische Hilfe. Diese Empfehlung kann ich nicht emphatisch genug aussprechen.

Die meisten Frauen leiden im zweiten Drittel ihres Lebens, von etwa Ende Zwanzig bis Anfang Sechzig, *nicht* unter Hormon- oder körperlichen Funktionsstörungen, sondern unter Folgen von Selbstwertmangel, emotionalen Mißhandlungen und seelischem Mißbrauch. Diese Folgen sind leider noch schlimmer als der körperliche Mißbrauch, weil sie ein Leben lang die Entfaltung der Frau behindern, wenn die betroffenen Frauen nicht aktiv etwas zur Entwicklung eines neuen Selbstwerts unternehmen. Zu den Folgen gehören »unerklärliche« Ängste, eine resignative Lebenshaltung, Depressionen – kurzum, ein unglückliches Leben.

Nicht Sie selbst sind wirklich leidend, schwach oder krank, sondern Ihre unterdrückten Gefühle machen Sie erst dazu. Unglücklicherweise neigen wir Frauen dazu, uns unwidersprochen einreden zu lassen, daß wir an etwas schuld seien, daß wir unfähig seien, daß wir nichts bzw. nicht so viel wert seien wie die Männer. *Niemand* ist weniger wert als ein anderer – weder Frau noch Mann. In diesem Buch biete ich Ihnen eine Fülle von seelischen, psychosomatischen und naturheilkundlichen Hilfen an, um Ihren Selbstwert kennenzulernen und ihn zu stärken, und auch um mit den gesundheitlichen Folgen fertig zu werden, damit Sie auf dieser Grundlage Ihr Leben positiv ändern können. Erwarten Sie in dieser Hinsicht (noch?) nicht allzuviel von Ihrem Partner – Sie selbst müssen die Kraft dazu in sich entdecken.

Einige Stichworte zu sinnvollen Hilfen, um die Ursachen von Selbstwertmangel aufzudecken und neue Ansätze zur Entwicklung von Selbstwert zu finden:

- In guten Reinkarnationssitzungen können Sie oft etwas über Ihre emotionalen Muster erfahren, warum Sie an ihnen festhalten und wie Sie diese Muster verändern können. (Sie müssen nicht an frühere Leben glauben, damit solche Sitzungen ihre psychologische Wirkung des unmittelbaren Einblicks in Zusammenhänge erfüllen. Sie können sie auch einfach als »sinnvolle Phantasien« ansehen.)
- Manche Frauenseminare und Selbsthilfegruppen bieten konstruktive Hilfen an.
- Auch und gerade wenn Sie älter sind, können Sie sich vielleicht gelegentlich um kleine Kinder kümmern. Sie erfahren dadurch erneut, was es bedeuten kann, Liebe zu zeigen und zu geben. Mögliche eigene Enttäuschungen und seelische Verhärtungen lösen sich durch eine solche Zuwendung auf. So können alte Wunden über die Liebe, Freude und Heilung, die Sie anderen Seelen schenken, heilen.
- Meditation und Affirmationen (zum Beispiel die zu den Bach-Blüten aus meinem Buch *Die richtige Schwingung heilt*) stellen ebenfalls sinnvolle Hilfen dar.
- Die heilende Wirkung von Homöopathie, Farbtherapie und Bach-Blüten sollten Sie auf jeden Fall auch nutzen.
- Und schließlich bitte ich Sie, sich eine Pause zu gönnen, einige Stunden, einige Tage oder Wochen – nach Ihren persönlichen Verhältnissen – um wieder mehr zu sich selbst zu kommen. Fragen Sie sich in dieser Zeit, was Sie vom Leben wünschen, was Ihnen Freude macht, was Sie selbst geben können und möchten, und welchen Sinn Sie Ihrem Leben verleihen. Vertrauen Sie darauf, daß Ihre eigenen inneren Kräfte die Kräfte der Göttin mobilisieren, wenn Sie sie darum bitten. Auch die ältesten schlecht vernarbten seelischen Wunden, selbst die hartnäckigsten emotionalen Schlacken, können wieder ganz heilen, wenn Sie sich für die Lebens- und Liebeskraft in Ihnen (wieder) öffnen, die

unabhängig von Partneresonanz oder Umweltbestätigung in Ihnen darauf wartet, aktiviert zu werden!
– *Der weiße Ring*, die von Fernsehmoderator Eduard Zimmermann gegründete Selbsthilfeorganisation von Opfern krimineller Akte, hat eines der wenigen deutlichen positiven Zeichen zur Unterstützung von vergewaltigten Frauen gesetzt. Hilfe finden Sie auch in sogenannten Frauenhäusern und bei Pro Familia. In den alten Bundesländern Deutschlands gibt es etwa 200 Frauenhäuser, in denen jährlich etwa 25.000 Frauen Schutz vor gewalttätigen Partnern suchen. Diese Zahl allein vermittelt einen erschreckenden Eindruck von der akuten Not – und Kinder und junge Mädchen, die meist weder Möglichkeit noch Mut finden können, in solchen Einrichtungen Schutz zu suchen, sind dabei ja noch gar nicht erfaßt.

Noch ein Wort an alle Heilkundigen und BehandlerInnen: Wenn wir den Töchtern und Frauen nicht medizinisch *und* seelisch helfen, wenn wir ihnen nicht auch moralisch beistehen – im Verhalten in der Familie und im Umgang mit Behörden –, wer sollte es dann tun? Wir müssen mehr als bisher die Leiden dieser Menschen ernst nehmen, ihre Berichte nicht als angeblich »weiblich-hysterisch« abtun und sie dabei stützen, ihren Selbstwert notfalls auch »gegen« den Mann wieder zurückzugewinnen.
Die schlimmste Folge von Mißhandlungen und Mißbrauch besteht darin, daß wir ein Leben lang das anhaltende Gefühl von Wertlosigkeit mit uns herumtragen und uns ständig auf der oft unbewußten Suche bzw. Sucht nach Werten befinden – wenn wir diesen teuflischen Zyklus nicht durchbrechen. Die Suche nach Werten führt meist in die emotionale Abhängigkeit von materiellen Gütern, die Sucht führt uns häufig in neurotische Partnerschaftsbindungen.

Kann man auch Jahrzehnte später noch Folgen von Mißbrauch und Mißhandlung überwinden und neue Perspektiven gewinnen? Nach meiner Erfahrung mit vielen Patientinnen und Seminarteilnehmerinnen kann ich diese Frage mit einem klaren Ja beantworten! Außer den oben genannten Hilfen bedarf es zweier wichtiger Schritte:
Die betroffene Frau muß sich mit der »karmischen Lektion« der Vorfälle auseinandersetzen, sie muß sich dazu stellen lernen, daß alles, was uns geschieht, auch mit uns zu tun hat. Ich bitte Sie, mich nicht mißzuverstehen: es ist keinerlei Rede von Verharmlosung der Übergriffe, moralischer Entschuldigung des Täters oder Mitverantwortung des Opfers. Sondern es geht darum – unabhängig von der moralischen und rechtlichen Verfolgung des Täters und den legitimen Konsequenzen für ihn –, daß wir die Energieblockaden, die durch solche Ereignisse entstanden sind, in uns lösen. Eine Bestrafung des Täters, sogar eine echte Reue, kann zwar teilweise helfen, unsere Verbitterung zu lockern, reicht aber noch nicht aus. Wir müssen uns also damit beschäftigen, welches geistige, spirituelle Fundament nicht nur unser Leben hat, sondern unser *Sein*. Die entscheidende Hilfe dazu ist Meditation. Ich weiß, daß dieser Vorgang der geistigen Auseinandersetzung der schwierigste Teil des Heilungsprozesses ist und völlig individuelle Antworten hervorbringen wird. Wir müssen aber den Mut haben, uns diese Ebene genauso bewußt anzusehen, wie wir uns mit den körperlichen und gefühlsmäßigen Konsequenzen befassen. Im ersten Kapitel finden Sie Meditationsvorschläge, die Ihnen helfen können, Ihre eigenen Antworten in solchen problematischen Situationen zu finden.
Der zweite Schritt bezieht sich auf *Tun*. Tun Sie etwas. Nach meiner Überzeugung wird Selbstwert in dem Maße entwickelt, in dem wir anderen Menschen etwas geben: Aufmerksamkeit, Zuneigung, Hilfe, Unterstützung, Liebe. Freundliche Worte,

Anteilnahme, Beteiligung an gemeinsamen Vorhaben, künstlerische Projekte – all das sind kleine, aber wirksame Schritte, durch die Sie – auch wenn Ihr Herz noch immer blutet – wieder positive Aktivitäten entfalten, die ihrerseits eine positive Rückwirkung auf Ihre Gemütsverfassung ausüben.
Ich schlage Ihnen also vor, sowohl innen wie außen schöpferisch zu arbeiten und dabei eine innige Verbindung mit Ihrer inneren Göttin aufzunehmen und zu pflegen. Wie wir Frauen – auch untereinander! – die Folgen von Mißbrauch und Mißhandlung überwinden und ein Klima schaffen, diese Schande auch im Familienkreise nicht mehr zu dulden und wie wir mit diesem Problem umgehen, bestimmt entscheidend, ob und wann wir eine Kultur der neuen Weiblichkeit verwirklichen.

5 *Menstruation als symbolischer Lebensschlüssel*

»Vom Beginn der frühesten menschlichen Kulturen an dachte man, daß die geheimnisvolle Magie der Schöpfung dem Blut innewohnte, welches Frauen in offensichtlicher Harmonie mit dem Mond hergaben, und welches manchmal im Schoß zurückgehalten wurde, um zu einem Kind zu ›koagulieren‹. Männer betrachteten dieses Blut mit heiliger Ehrfurcht als die Essenz des Lebens, die unerklärlicherweise ohne Schmerzen vergossen wurde – etwas, was der männlichen Erfahrung völlig fremd war.« So beginnt Barbara Walker ihre ungewöhnlich aufschlußreichen Ausführungen zu den Menstruationsblutungen im Buch *Die Frauenenzyklopädie der Mythen und Geheimnisse*[3].

Und Erich Neumann schreibt in seinem Standardwerk *Die große Mutter* im Abschnitt über »Die Frau als Manafigur« in diesem Zusammenhang: »Es scheint zur Grundlage der magischen Weltauffassung überhaupt zu gehören, daß das Weibliche aus unbekannten, daß heißt numinosen Gründen in sich Leben erschaffen kann.«[4]

Wie Briffault nachgewiesen hat, stammt jedes Tabu ursprünglich von dem Menstruations-Tabu, welches das Weibliche für diese Periode über sich und über die Männer verhängt hat. So wie die matriarchale Epoche mit der Dominanz des Weiblichen Ursache des Totemismus und der Exogamie (Heirat nur außerhalb des Stammes) gewesen ist, scheint auch das Tabu und das Prinzip der Einweihungsriten ursprünglich zu den Grundinstitutionen der Frauengruppe gehört zu haben. Dafür spricht die nachweisbare Übernahme weiblicher Mysterien durch die Männer. In verschiedenen Mysterien tragen die Männer noch die – ursprüngliche – Frauenkleidung (man denke an die wallenden Gewänder der christlichen Konfessionen!). Es bestehen sogar Überlieferungen, zum Beispiel bei den primitiven Ureinwohnern Feuerlands, nach denen die Mysterien ursprünglich weibliche Mysterien der Mondgöttin waren, gegen welche die Männer dann unter der Führung der Sonne revoltierten, indem sie alle erwachsenen Frauen umbrachten und nur unwissende und uneingeweihte kleine Mädchen überleben ließen.

»Wenn man die psychologischen Bedingungen betrachtet, welche Anlaß zu einer Pubertätseinweihung, zu Geheimriten und zur Abgeschlossenheit bilden könnten oder besser müßten, dann findet man in der normalen männlichen Entwicklung nichts dergleichen, während das geheimnisvolle Eintreten der Menstruation ebenso wie das der Schwangerschaft und das überaus gefährliche Ereignis der Geburt geradezu eine psychologische Nötigung dafür darstellen, daß die unerfahrene Frau von denen, welche um diese Dinge wissen, eingeweiht wird. Die monatliche ›Absonderung‹ in dem geschlossenen, tabuierten weiblichen Sakralbezirk ist nur die sinngemäße Fortsetzung der an diesem Ort mit der ersten Menstruation erfolgenden Initiation. Am gleichen Ort, der das natürliche, soziale und psychologische Zentrum der Frauengruppe ist, in dem die alten erfahrenen Frauen herrschen, erfolgt die Geburt. Daß dabei das Wissen um die Wirkung der Kräuter, Früchte usw. zur ersten Verwendung bei der Blutstillung, Wundheilung und Schmerzbetäbung führen müßte, ist ebenfalls durchaus natürlich.

Anfangs, in der Blüte der matriarchalen Epoche, stand das Kollektivdasein der Gruppe im Vordergrund, und die Individualitäten waren relativ ebensowenig entwickelt wie individuelle Beziehungen zwischen Frauen und Männern. In dieser Zeit war der Inhalt der Frauenmysterien überwiegend das auf die Allgemeinheit bezogene Fruchtbarkeitsritual. Dazu kam später die Tradierung der Urmysterien, der Kulte, die, wie wir wissen, von den Frauen als Geheimnis bewahrt wurden. Zu diesen Geheimnissen der Fraueneinweihungen traten später Lehren über den Geschlechtsverkehr, über die Konzeptionsverhütung und schließlich der Liebeszauber.«[3]

Soweit also wichtige Stimmen zur tiefenpsychologischen und mythischen Bedeutung der Menstruation als Grundlage und Auftakt einer gesellschaftlich relevanten Kultur der Weiblichkeit. Für uns heute gelten leider sehr viel bescheidenere Maßstäbe.

Die erste Menstruation im Leben eines jungen Mädchen sollte der Zeitpunkt sein, zu dem die Mutter oder eine vertraute Frau sie einweiht. Dies ist der Tag, von dem an sie zur Gemeinschaft der Frauen gehört, jetzt nimmt sie Abschied von ihrer Kindheit. Die Mutter hat die Chance, sich ihrer Tochter als Freundin zu zeigen und sie als Freundin zu gewinnen. Spätestens zu diesem Zeitpunkt sollte ein Mädchen erfahren, was Sexualität bedeutet, was es gesundheitlich wissen muß, welche Formen der Geburtenkontrolle existieren, und vor allem, welche emotionale und spirituelle Zusammenhänge mit diesen biologischen Vorgängen bestehen.

In manchen Kulturen wird heute noch die erste Menses als Initiationsritual gefeiert – ich erwähne am Schluß dieses Kapitels einige zusätzliche mythologische und rituelle Gesichtspunkte. Inzwischen gibt es auch bei uns wieder Frauengruppen unterschiedlicher spiritueller und psychologischer Prägung, die solche Initiationsrituale wiederbeleben. Nicht nur die erste Menses im Leben einer Frau verdient jedoch eine besondere Beachtung als wichtiges Entwicklungsereignis, sondern jede Menstruation im Verlauf des Frauenlebens ist eine kostbare Zeit der biologischen und geistigen Erneuerung. Die biologischen Vorgänge sind im nächsten Kapitel kurz beschrieben. Zu den geistigen Vorgängen komme ich am Schluß dieses Kapitels.

Die meisten Frauen, die sich heute vor, in oder nach der Menopause befinden, denken nicht mehr so gern an diese Zeit in ihrem eigenen Leben zurück. Denn damals, als sie ihre erste Menstruation hatten, sprach man nicht offen über solche Themen – sie waren tabu. Viele dieser Frauen erfuhren gerade einmal, daß »es« nun alle vier Wochen kommen würde, sie bekamen einen rosa Gürtel mit Haken in die Hand gedrückt und die erste Monatsration Binden. Es wurde ihnen unterschwellig zu verstehen gegeben, möglichst wenig Aufhebens von all diesen Frauendingen zu machen. Sie stand da und fühlte sich allein gelassen.

Viele fühlen sich noch heute allein gelassen, wenn es um die natürlichen biologischen Vorgänge und ihre seelischen Wirkungen geht. Allein gelassen auch mit den Tränen und einem Gefühl, daß die Periode irgendwie etwas Unrechtes und Schmutziges, auf jeden Fall aber etwas war, was versteckt gehalten werden mußte. Die Menstruation nahm so zunächst den Charakter von etwas Unerwünschten und Unangenehmen an. Ich weiß von mir selbst, daß ich lange Zeit das Gefühl hatte, um ein Geheimnis »betrogen« worden zu sein, weil die spirituellen und psychosomatischen Mysterien der Menstruation praktisch überhaupt nicht zum Thema vertrauter Gespräche werden konnten und sogar die biologische Funktion der Menstruation von fast allen Männern – und leider auch von vielen Frauen – abschätzig betrachtet wurde.

Später in unserem Leben, wenn wir nicht die Pille nahmen oder sie einmal vergessen hatten, waren wir froh, daß die Menstruation kam (wenn wir nicht schwanger werden wollten) – waren in Angst, wenn sie nicht kam (aus demselben Grund) – oder waren traurig, wenn sie kam (wenn wir auf eine Schwangerschaft gehofft hatten). Schon das Wort Menstruation er-

weckt in uns die verschiedensten Gedankengänge und Erinnerungen.
Wie oft waren und sind wir müde, abgespannt und unkonzentriert. Wir lassen das Essen anbrennen oder würzen zu stark oder vergessen beim Einkaufen, was wir wollten. Wir haben noch nicht genügend gelernt, uns ohne schlechtes Gewissen in den Tagen der Menstruation zurückzuziehen, uns auszuruhen und hinzulegen. Ihr Organismus und Ihre Seele werden es Ihnen danken, wenn Sie den »Mut« aufbringen, sich während der Periode mehr Ruhe und mehr Pausen zu gönnen. Glauben Sie mir: Ein Mann, der diese Art von Hormonumstellung und Erneuerung alle vier Wochen erlebte, würde sich wie ein Pascha bedienen lassen! Lassen Sie also ruhig einmal im Monat Ihren Partner den Haushalt in seine Hände nehmen. Er braucht das – für sein Selbstwertgefühl.
Seien Sie offen sich selbst gegenüber. Stehen Sie dazu, eine Frau zu sein. Wir müssen nicht immer still vor uns hin leiden. Die Zeit der Menstruation ist eine kostbare Zeit: Es öffnet sich der Muttermund und gleichzeitig ist damit eine Öffnung nach »oben« bzw. innen verbunden, eine Zeit höherer und feinerer Sensibilität – und naturgemäß auch größerer Nervosität. Versuchen Sie, sich diese Zeit so schön wie möglich zu machen, sie zu genießen, die Offenheit so bewußt wie möglich zu erleben!
In manchen Indianerstämmen und in Indien ist eine Frau natürlich-stolz, ihre Periode zu bekommen, weil sie ein Zeichen körperlicher Gesundheit darstellt. Viele unter uns akzeptieren bereits den Menstruationsvorgang als normal, hegen aber die Einstellung, daß Blut etwas Unreines sei, das man am besten überhaupt nicht berühren, sondern irgendwie aseptisch wegwaschen sollte. Keine Frau braucht sich ihres Menstruationsblutes wegen zu schämen. Wenn Sie Mutter oder Großmutter sind, denken Sie mit daran, Ihre Tochter

oder Enkelin mit Liebe zu behandeln, zu umsorgen oder sogar einzuweihen in diese kritische Phase ihres Lebens. Es hängt von uns Frauen selber ab, was wir über die Menstruation denken, wie wir sie empfinden, und wir wir sie als immer wiederkehrende Chance in unserem Leben nutzen, einen frischen Zugang zum Mysterium des Lebens zu gewinnen.

Barbara Walker weist in ihrem schon genannten Buch auf eine Fülle von Einsichten und Einzelheiten im Zusammenhang mit der Menstruation hin. Sie stützt sich dabei auf umfassende und fundierte Quellen. Einige mir interessant erscheinende Hinweise möchte ich Ihnen als Anregung weitergeben. Über die Ansicht, daß aus dem koagulierten Menstruationsblut der Mensch entsteht, haben wir schon gehört. Dieser Glaube war sehr weit verbreitet, in Asien, Afrika und Australien. Die ersten Aussagen zum Menstruationsblut und seinen Eigenschaften gehen auf hinduistische Beschreibungen der Großen Mutter zurück. Ihr verfestigtes Menstruationsblut gebar das All, so die damalige Vorstellung. Menstruationsblut galt als geheimes Lebenselixier für Götter und für Menschen, und vermochte langes Leben bis hin zur Unsterblichkeit, schöpferische und magische Kräfte und Autorität und Macht zu vermitteln. Barbara Walker berichtet, daß zum Beispiel der nordische Gott Thor das Zauberland der Erleuchtung und des ewigen Lebens erreichte, weil er in einem Fluß badete, voll des Menstruationsblutes der »Riesinnen«, das heißt der archetypischen Matriarchinnen und »Mächtigen«, welche die Hauptgötter regierten. Das geschah, bevor Odin eine Vormachtstellung erlangte, weil er das »weise Blut« (Menstruationsblut) aus dem dreifachen Kessel stahl und trank, der sich im Schoß der Mutter Erde befand, von derselben dreifaltigen Göttin, die in Südwest-Asien Kali-Maya heißt.

Ägyptische Pharaonen wurden göttlich, indem sie »das Blut der Isis« tranken, dessen Hieroglyphe dasselbe Zeichen wie das der Vulva war. Keltische Könige wurden zu Göttern, wenn sie das »rote Met« der Feenkönigin tranken. Das heidnische Paradies des Feenlandes war in der »Gebärmutter der Erde«, wo sich auch der magische Jungbrunnen des Lebens befand. So bedeutete Menstruationsblut auch einen Hinweis auf Wiedergeburt. Die meisten der alten Namen für Menstruationsblut beinhalten eine eigentümliche Polarität: sie bedeuten sowohl heilig als auch furchterregend!

Übrigens waren die alten Kalender Menstruations- und Mondkalender. Dreizehn Monate = Monde zu 28 Tagen ergaben 364 Tage pro Jahr. Die Wochenaufteilungen entsprachen den vier Mondstationen von Neumond (besser: Dunkelmond), zunehmendem Halbmond, Vollmond und abnehmendem Halbmond. Kalenderbewußtsein entwickelte sich zuerst in Frauen – Barbara Walker schreibt, daß chinesische Frauen vor 3000 Jahren einen Mond- und Menstruationskalender schufen. Kelten maßen die Zeit in Nächten, nicht in Tagen. Mit den griechisch-römischen und später christlich verbrämten Eroberungen wurde der männlich orientierte Sonnenkalender eingeführt, nicht, ohne vorher *die* Sonne zu einem männlichen Symbol zu erklären. Die Zahl 13 ist nicht etwa »unglückverheißend«, weil sie dies tatsächlich wäre, sondern weil christliche Lehren sie dazu deklarierten. In der Zahl 13 lebte nämlich immer noch die »heidnische« Weltanschauung des Mondkalenders fort – und die Festtage, die ihn bestimmten. Bekanntlich übernahmen bzw. überdeckten die christlichen Kirchen alte Festtage der Heiden – wie die sächsische Walpurgisnacht und das keltische Beltane und viele andere, und machten aus lustvollen, liebestrunkenen und schöpfungsfrohen Riten ziemlich traurige Tage. Im Buch *Die Nebel von Avalon* von Marion Zimmer-Bradley und in Jean Markale's *Die keltische Frau* steht viel Interessantes dazu.

Im Menstruationsgeschehen finden wir also einen symboli-

schen Lebensschlüssel der Weiblichkeit: Werden, wachsen, vergehen, wiederauferstehen. Während sich durch die Sonne die wärmende, nährende, mütterliche Kraft des Lebens ausdrückt und wir eine Analogie zum Muttersein empfinden können, wird durch die Mondzyklen jene weibliche Kraft symbolisiert, die vom Geheimnis der Schöpfung und seinen rätselhaften Zeitgesetzen kündet. Ich erwähnte es an anderer Stelle, will es hier aber auch noch einmal tun: Ich bin der Meinung, daß usprünglich sowohl die Sonne wie der Mond als Repräsentanten einer einzigen weiblichen Urgottheit betrachtet wurden – von Frauen und von Männern.
Der symbolische Schlüssel der Menstruation liegt für mich in folgendem. Frauen erleben drei wesentliche Zeitabschnitte in ihrem Leben: Kindheit ohne Menstruation – Erwachsensein mit Menstruation – Weisesein ohne Menstruation.

1. In der Kindheit leben wir im günstigen Fall engelgleich in Harmonie mit uns selbst, unserer Familie und der Schöpfung. Wir sind voll des Staunens über die Wunder dieser Welt und bewegen uns sozusagen schwebend in ihr. Wir spielen in der Welt und mit der Welt.
2. Mit dem Beginn der Pubertät beginnt eine schwierige Übergangsphase, in der wir mehr oder weniger abrupt durch das Eintreten der ersten Menstruation und die Entwicklung des Busens auf unsere zunächst einmal biologisch schöpferische Rolle in dieser Welt hingewiesen oder gestoßen werden. Damit verbunden, aber *nicht* identisch ist die Entfaltung von Sinnlichkeit, die bekanntlich bereits lange vor der biologischen Reife beginnt und existiert. Der Menstruationszyklus – der in etwa mit dem Mondzyklus übereinstimmt und sich bei vielen Frauen sogar daran orientiert (heftigere Blutungen, wenn die Periode auf Vollmond fällt, usw.) begleitet uns nun im zweiten großen Abschnitt

unseres Lebens als unmittelbare stetige Erinnerung und Funktion unserer aktiven, schöferischen Gestaltung der Welt. Aus dem Staunen über Wunder und dem Spielen mit der Welt wird ein Schaffen und Mitgestalten der Welt.

3. Der Übergang der Menopause bereitet uns innerlich und äußerlich darauf vor, daß wir in eine neue Phase unseres Lebens eintreten. Die biologische Funktion der körperlichen Kreativität durch Konzeption, Schwangerschaft, Geburt und Sorge um das neue biologische Wesen wird weiter entwickelt zu einer spirituellen Funktion der geistigen Kreativität. Aus dem Schaffen und Mitgestalten der Welt wird ein Weisen und Führen der Welt.

Während wir in der Kindheit mit unserer Identität zumeist keine oder nur geringe Probleme haben, weil wir wie selbstverständlich leben, wird der Beginn der Menstruation zur großen Herausforderung, uns und die Welt bewußt kennenzulernen. Diese Herausforderung zur Selbstfindung dauert an bis zur Menopause, mit der dieser Prozeß weitgehend abgeschlossen wird. Nun kann die Frau aus der Sicherheit ihrer Lebenserfahrung, aus dem Verständnis im Umgang mit den Mysterien des Lebens – wie sie sich in vielen Aspekten der Weiblichkeit, aber eben vor allem in der Menstruation spiegeln – andere Menschen, nicht nur Frauen, anleiten, ihnen helfen, ihnen Wege weisen.
Anders ausgedrückt: Als Kinder schweben wir in der Welt und nehmen; als menstruierende Frauen leben und leiden wir mitten in der drängenden, zyklischen Fülle der irdischen Schöpfung und gestalten sie aus uns heraus mit, wir nehmen und geben; als nicht mehr menstruierende Frauen verstehen wir uns, die Schöpfung und ihre Zyklen, und wir können aus der Fülle unserer Weisheit geben.

Insoweit ist die Menopause die entscheidende Übergangsphase, in der wir spätestens jetzt unsere bewußte seelische Empfänglichkeit entfalten und unsere spirituellen Aufgaben als weise und weisende Frauen auch annehmen sollten!
Zur neuen Kultur der Weiblichkeit zählt deshalb mit an erster Stelle, daß wir Frauen Beginn, Verlauf und Vollendung der Menstruation wieder zu einem sinnerfüllten und sinnvermittelnden Vorgang werden lassen.

6 *Der normale Hormonhaushalt*

Wir begeben uns auf ein umstrittenes Gebiet. Hormontherapien sind inzwischen geradezu Mode geworden. Wie viele Frauen vertrauen auf die vollmundigen Versprechungen mancher Ärzte und pharmazeutischer Firmen, die künstliche Hormone fast als Wunderheilmittel für bald sämtliche Beschwerden von Frauen in den besten Jahren erscheinen lassen. Manche kurzfristigen Resultate verblüffen, aber die negativen Langzeitfolgen werden dabei meist übersehen und, wenn sie sich in Beschwerden bemerkbar machen, gar nicht mehr mit der dafür ursächlichen Hormonbehandlung in Verbindung gebracht.

Eine der häufigsten Nebenwirkungen betrifft unsere Leberfunktion. Die Leber ist mit dem Abbau von Umweltgiften ohnehin häufig überfordert. Nun muß sie auch die künstlichen Hormongaben abbauen. Das führt zu einer zusätzlichen Belastung, die sich vor allem in Müdigkeit und Erschöpfungszuständen äußert – sowie in einer schleichenden Schwächung des Organismus. Man wundert sich dann zum Beispiel, das bereits ein Gläschen Wein schläfrig macht. Natürlich hängen die Nebenwirkungen eng mit unserem Gesamtzustand und den bisherigen Leberbelastungen durch unsere Lebensweise zusammen. Wenn die Leber durch Alkohol oder auch durch Hormone im Fleisch (es gibt heute fast kein Fleisch mehr ohne Reste von Cortison) beansprucht wurde, fallen die Nebenwirkungen noch intensiver aus. Vitamin B 6 – am besten in Vollwertnahrung, unbehandeltes, frisch gemahlenes Getreide bzw. Brot und Nüsse, und Verzicht auf den Vitamin B-Räuber Zucker – unterstützt die normale Leberfunktion. Die Leber ist unser wichtigster Energiespeicher und Energiespender.

Im Rahmen meiner Erfahrungen mit der Natürlichen Komplementär-Medizin kann ich Ihnen versichern, daß es sehr viel wirksamere natürliche Alternativen zu künstlichen Hormonen gibt. Aber auch diese Alternativen sind nur dann angezeigt, wenn es wirklich einmal notwendig sein sollte, die normalerweise »automatisch« geregelte Hormonproduktion zu unterstützen. Zunächst möchte ich einige wesentliche Punkte zu unserer natürlichen Hormonproduktion ansprechen – zum besseren Verständnis stark vereinfacht.

Vom 1. Tag bis zur Mitte unseres Zyklus stimuliert die Hypophyse die Eierstöcke, das Hormon Östrogen zu produzieren. Östrogen ist notwendig, damit eines der Eier reifen kann. Östrogen hilft – bildlich gesprochen – ein Nest in unserer Gebärmutter aufzubauen, in dem sich das befruchtete Ei einnisten kann. Dieses »Nest« sieht aus wie ein Schwamm. In der Mitte des Zyklus verläßt das Ei den Eierstock. Flimmerhärchen am Ende der »Tuben« nehmen das Ei auf und es rollt dann die Tuben entlang zur Gebärmutter. Erneut bildlich gesprochen und vereinfacht: das rollende Ei ist sozusagen das »Eigelb«, das »Eiweiß« wurde im Eierstock zurückgelassen. In der zweiten Hälfte des Zyklus produziert dieses »Eiweiß« das Hormon Progesteron. Progesteron bereitet die Gebärmutter für die Einnistung des befruchteten Eis vor und bewirkt, daß die Gebärmutter das Ei versorgen kann.

Wenn das Ei nicht befruchtet wurde, stoppt in den letzten Tagen des Zyklus die Produktion beider Hormone. Daraufhin wird das »Nest« für das Ei überflüssig und wird abgestoßen. Der erste Tag unserer Periode setzt ein – ein neuer Zyklus beginnt. Die Produktion des befruchtungsfähigen Eis wechselt mit jedem neuen Zyklus zum jeweils anderen Eierstock. Neben Östrogen und Progesteron sind zwei weitere Hormone beteiligt, nämlich FSH (Follikel stimulierendes Hormon) und LH (Lutein-Hormon).

Der innere Ablauf eines solchen Zyklus wird von einem komplexen Steuersystem geregelt. Der Hypothalamus (ein Teil des Zwischenhirns) stimuliert die Hypophyse. Die Hypophyse (die Hirnanhangdrüse) veranlaßt die Eierstöcke, Östrogen und Progesteron zu produzieren. Wenn genügend Hormone produziert wurden, empfängt der Hypothalamus diese »Rückmeldung« und gibt der Hypophyse den »Auftrag«, ihrerseits den Eierstöcken zu »melden«, die Hormonproduktion einzustellen bzw. zu verlangsamen.

Es handelt sich dabei um ein besonders komplexes und gleichzeitig sensibel reagierendes Regelsystem – man könnte sagen, mit einem sehr deutlichen Eigenleben. Dieser Regelkreis reagiert nicht nur auf biochemische und biophysikalische Impulse, sondern auch – teilweise sogar stärker – auf emotionale, psychosomatische und geistige Energien. Einige wenige Beispiele dafür sind psychische Schocks, Streß, Angstzustände, aber auch Mondzyklen – besonders der Voll- und der Neumond wirken nachhaltig – und elektromagnetische Felder – auch solche, die sich physikalisch-meßtechnisch noch nicht ohne weiteres nachmessen lassen. All diese Faktoren und noch unzählige mehr können u.a. den Beginn der Menstruation verzögern oder beschleunigen, ihr Ausbleiben verursachen oder ihre Intensität beeinflussen. Der Hormonhaushalt befindet sich also in ständiger Wechselwirkung mit unserer Psyche und unserem Geist und reagiert auch auf Umwelteinflüsse.

Auch die Allgemeinmedizin hat inzwischen bestätigt, daß alle Drüsen sehr eng zusammenarbeiten und sich über einen regen »Informationsaustausch« gegenseitig beeinflussen. Das bedeutet, daß Unregelmäßigkeiten im Menstruationszyklus über den Hypothalamus und die Hypophyse auch einwirken auf die Schilddrüse, die Gallenblase, die Bauchspeicheldrüse und die Nebennieren, und eben nicht nur auf die Keimdrüsen!

Jeder grobe Eingriff an einer einzigen Stelle in diesen Informations- und Funktionsablauf gefährdet die normalen Regelvorgänge unseres Gesamtsystems! Als grobe Eingriffe sehe ich Operationen an (die oft genug vermieden werden könnten), sowie alle Gaben künstlicher Hormone – also nicht nur Östrogene und Progesterone, sondern auch Cortison (ein Nebennierenhormon), Thyroxin (ein Schildrüsenhormon) und verwandte Medikamente. Ich rate deshalb in meiner Praxis im Regelfall auch von der Verwendung der sogenannten Antibabypillen ab, und empfehle statt dessen am liebsten natürliche Empfängnisverhütungsmethoden, wie zum Beispiel die nach Dr. Jonas, die sowohl den Regelzyklus als auch den Mondzyklus berücksichtigt.[6] Eine Störung im natürlichen Hormonhaushalt kann sich aber auch durch »grobe Eingriffe« seelischer Natur ergeben. Diese weitläufige Thematik wird in den nächsten Kapiteln behandelt.
Hormongaben wirken nun nicht nur auf die jeweils primär beabsichtigten Drüsen, sondern immer auch auf die Hypophyse. Diese wiederum stellt eine Brücke zwischen Körper und Psyche dar. Das ist der Grund, warum Patientinnen während und nach einer vermeintlich notwendigen konventionellen Hormonbehandlung sehr oft unter starken Stimmungsschwankungen und anderen psychischen Beschwerden leiden, die bis zu Depressionen reichen können. Gleichzeitig wirken Hormone auch auf unsere Gehirntätigkeit und damit unsere Fähigkeit, klar zu denken – so daß sich Konzentrationsschwäche und ein Gefühl der Ziel- und Sinnlosigkeit als Folge derartiger Behandlungen einstellen.
In den sogenannten Wechseljahren erfolgt nun eine natürliche Veränderung in der Hormonproduktion unseres Körpers. Unsere Hypophyse gibt geringere Hormonmengen »in Auftrag« – auch, weil sich die Sekretion aller Drüsen im Laufe der Jahrzehnte vermindert. Das heißt aber nicht, daß Frauen

im Alter kein Östrogen mehr produzieren und man dies dann künstlich ausgleichen müßte. Aufgrund der schwächeren Östrogenproduktion im weiblichen Körper kann kein »Nest« mehr für ein befruchtetes Ei aufgebaut werden. Deshalb muß auch kein schwammartiges Gewebe mehr abgestoßen werden. Die Folge: unsere Periode bleibt aus. Ich wiederhole an dieser Stelle gern, was Sie immer wieder in diesem Buch lesen können: Das naturgemäße Ausbleiben der Periode in der Menopause muß mit keinerlei gesundheitlichen oder seelischen Problemen verbunden sein.

Frei zu sein von körperlichen und psychosomatischen Beschwerden während der Menstruation und während der Menopause ist einer der größten Wünsche von Frauen. Eine männlich-mechanisch ausgerichtete Medizinforschung berücksichtigt die psychologischen Einflüsse während dieser Phasen, das Gefühlsleben und die geistigen Perspektiven von Frauen zu wenig.

Wir Frauen müssen leider immer wieder feststellen, daß ganz natürliche Vorgänge mehr und mehr als Krankheitssyndrome definiert werden und sich dann auch in unserem Bewußtsein als Krankheiten bemerkbar machen. Weder ist die Menstruation eine Krankheit noch die Schwagerschaft oder gar die Menopause! In Wirklichkeit muß es uns darum gehen, die Ursachen von unnatürlichen Nebenerscheinungen völlig naturgemäßer Vorgänge zu erkennen und mit wiederum natürlichen Mitteln aufzuheben. Wir müssen uns eben nicht damit abfinden, daß Krämpfe, Hitzewallungen, Gefühlsschwankungen oder Schmerzen angeblich fester Bestandteil der Menstruationszyklen oder der Zeit danach sein sollen. Ich nenne Ihnen die wichtigsten Mittel, mit deren Hilfe Sie praktisch alle Beschwerden loswerden können. Manche dieser Hilfen werden Ihnen sicher bekannt sein, andere sind Ihnen vielleicht in diesem Zusammenhang noch nicht so geläufig. Diese Mittel wirken ganz allgemein – auf die Behandlung spezifischer Symptome gehe ich im achten Kapitel ein.

Sonnenlicht: Das Licht der Sonne ist der Faktor, der am meisten unterschätzt wird. Sonnenlicht aktiviert die Hypophyse. Eine aktive Hypophyse kann die Hormonproduktion in der rechten Weise regulieren, und regt dabei auch die Sexualität an. Die Sonne stimuliert die Produktion bzw. Aufnahme der lebenswichtigen Vitamine D und E im Körper. Deshalb treten in südlichen Ländern fast keine Menstruationsbeschwerden und Probleme im Zusammenhang mit der beginnenden Menopause auf – soweit die Ernährung noch einigermaßen ausgewogen ist. Frauen in den mitteleuropäischen Ländern, die unter »Frauenbeschwerden« leiden, verbringen fast immer zuwenig Zeit unter der zugegebenermaßen selteneren Sonne. Frauen aus den nördlichen Breitengraden, die Schwierigkeiten mit der Menstruation hatten oder unfruchtbar waren, leben auf unter der südlichen Sonne, werden beschwerdefrei und fruchtbar. Für Männer gilt dies übrigens auch. (Achtung: zuviel Sonnenlicht überreizt die Hypophyse und kann zu Sonnenstich, Schwindelgefühlen, Hautkrebs usw. führen.) Achten Sie also darauf, jeden Tag, an dem die Sonne scheint, wirklich eine Stunde unter freiem Himmel zu sein.

Ernährung: Wir brauchen möglichst naturbelassene, weitgehend unbehandelte Nahrungsmittel, in denen viel Sonnenkraft steckt. Inzwischen gibt es auch bei uns immer mehr Lebensmittelgeschäfte bzw. -abteilungen, in denen organisch bzw. biologisch-dynamische Nahrungsmittel angeboten werden.

Frischer Salat, Früchte, Gemüse der Jahreszeiten, Vollwertgetreide,

Vollwertreis, (unbestrahlte) Kartoffeln, Nüsse, sehr gutes Öl (Weizenkeimöl mit viel Vitamin E, Sonnenblumenöl und Olivenöl) sollten das Grundgerüst unserer Nahrung bilden. Möglichst viel frisches Wasser oder notfalls leichte Kräutertees oder verdünnte Fruchtsäfte sollten den Hauptteil unserer Flüssigkeitsaufnahme ausmachen – mindestens acht bis zehn Gläser am Tag!

Bewegung: Wir alle wissen von der Notwendigkeit und tun doch nicht genug für unsere körperliche Bewegung. Bewegung hält Energien im Fluß und löst psychosomatische Blokkaden. Besonders der Lymphfluß ist von der Körperbewegung abhängig. PMS-Symptome, zum Beispiel Schwellungen oder Schmerzen in der Brust, Wasseransammlungen in den Beinen, Füßen und Händen, hängen oft mit gestauter Lymphflüssigkeit zusammen, oder mit einem Mangel an Flüssigkeitsaufnahme.
Tägliche körperliche Bewegung, als Gymnastik, Spaziergang oder Sport ist deshalb so wichtig.

Naturheilmittel: Wenn uns die Ernährung nicht (mehr) die notwendigen *Lebens*mittel zur Verfügung stellen kann, und die oben genannten Mittel bereits ohne positive Wirkung eingesetzt wurden, oder sich spezifische Beschwerdebilder zeigen, die einer medizinischen Behandlung bedürfen, halte ich aufgrund meiner Praxiserfahrungen und Studien folgende Naturheilmittel bzw. Therapieformen für sinnvoll:
- *Mineralien* und *Vitamine* als Ergänzung zur Nahrung, vorzugsweise solche natürlichen Ursprungs.
- Die Schüssler'schen homöopathischen *Zellsalze* zur Regulierung der natürlichen Mineralhaushalts im Körper.
- *Homöopathie* als wichtigste Grundlage der naturheilkundlichen Behandlung.

- *Farbtherapie* zur Harmonisierung der Drüsentätigkeit.
- *Bach-Blüten* zur Auflösung emotionaler Blockaden und zum Ausgleich des Seelenlebens.

Umwelteinflüsse: Wir sind für unsere Umwelt unmittelbar mitverantwortlich durch unsere Lebensgewohnheiten. Geistig betrachtet haben wir uns aber auch »ausgesucht«, jetzt, in dieser Zeit und an diesem Ort zur Welt zu kommen und unser Leben zu führen. Insofern sind wir – oft, ohne es zu wissen – innerlich bereits darauf eingestellt, wie wir mit den vielfältigen Belastungen und Herausforderungen umgehen können, die sich aus der Umweltsituation für uns ergeben, wenn wir unsere geistigen Fähigkeiten ausbilden und einsetzen würden. Die Umweltverschmutzung mit ihren Folgen für die Qualität von Licht, Luft, Wasser und Nahrungsmitteln ist inzwischen hinreichend bekannt. Die Belastungen durch elektromagnetische Störfelder und Frequenzen und die daraus entstehenden Folgen für unseren Organismus sind dagegen noch weithin unbekannt oder werden von sogenannten wissenschaftlichen Experten als Hirngespinste oder Lappalien abgetan. Ein »Patentrezept« zum totalen Schutz kann ich Ihnen leider nicht bieten. Ich gehe aber im achten Kapitel bei den einzelnen Beschwerden jeweils näher auf Ursachen, Wirkungen und Abhilfen von Strahlen ein.

Psychologische und spirituelle Hilfen: Die Erlebnisse und Erfahrungen von Frauen zu Beginn der ersten Menstruation (Menarche), während des Menstruationszyklus', in den Wechseljahren und in den Jahren danach haben nicht nur körperliche Ursachen und Dimensionen, sondern auch emotionale, mentale und spirituelle. Geist und Seele sind immer mitbeteiligt, und stehen zumeist in Wirklichkeit im Mittelpunkt. Deshalb müssen wir – wenn sich spezifische Beschwerden bemerkbar machen oder wir mit bestimmten Syndromen konfrontiert werden – uns auch mit den ungelösten psychischen Problemen auseinandersetzen und mit unseren geistigen Herausforderungen. Dabei haben sich einige Methoden allgemein bewährt, die ich kurz nenne.

– *Ganzheitliche Körpertherapien* und *Massagen*, um Zusammenhänge zwischen körperlichen und seelischen Problemen zu erkennen und Energieblockaden aufzulösen (zum Beispiel Atemtherapie; Farbakupunktur; Akupressur, Shiatsu; Reflexzonenarbeit; Bindegewebsmassagen; Lymphdrainage; ostheopatische Lockerungsübungen (Stretching); Cranio-Sacral-Arbeit; Alta Major.
– *Psychologische* und *bioenergetische Hilfen*, um Lebenszusammenhänge sowie positive und negative Prägungen zu erkennen, und, wo nötig, auszulösen bzw. zu ersetzen (jeweils nur unter bestimmten Voraussetzungen, die sich auch auf die Seriosität der BehandlerInnen und die Disposition der Patientin beziehen: Gesprächstherapie; Rückführungen; tiefenpsychologische Arbeit; Gestalttherapie; Traumdeutung).
– *Geistige Orientierungshilfen*, um neue Perspektiven für unser Leben zu gewinnen, um Energie nicht nur in die Beschäftigung mit alten Problemen, sondern auch in die Erarbeitung neuer Lebenspläne einzusetzen, um eine bewußtere Lebensführung möglich zu machen, um mehr Lebenssinn und damit auch mehr Lebensfreude zu verwirklichen (vor allem Beschäftigung mit dem Selbstwertgefühl; Positives Denken; Aura- und Chakraharmonisierung; Beschäftigung mit dem Leben nach dem physischen Tod, Karma, Mystik und Spiritualität; seriöse Lebensberatung aufgrund von Astrologie, Tarot und »Channel-Informationen«; Meditation; Entwicklung eigener echter Religiosität).

7 *Stationen der emotionalen Leiden-schaften*

Einige zwischenmenschliche Probleme begleiten uns mehr oder weniger ein ganzes Leben lang. Wenn wir uns nicht darum kümmern, was wir aus den darin enthaltenen Herausforderungen lernen können, werden aus spirituellen Lernaufgaben psychosomatische Beschwerden oder sogar Leiden. Bevor wir zu einer Fülle von Hinweisen zu einzelnen sogenannten Frauenbeschwerden, Ursachen und Behandlungsvorschlägen kommen, möchte ich Ihnen deshalb jene größeren Zusammenhänge mit wenigen Stichworten in Erinnerung rufen, welche den Hintergrund für das Auftreten von Beschwerden bilden.

Geheimnisse von Liebe und Erotik

Das »Geheimnis« eines erfüllten Liebeslebens ist Sinnlichkeit auf der Grundlage tief empfundener Liebe und menschlicher Nähe. Das klingt wie eine Binsenwahrheit, ist auch eine, und wird dennoch so häufig übersehen. Denn Sexualität ohne Liebe stellt einen der Hauptgründe für psychosomatische Frauenbeschwerden dar.

Sexualität ohne Liebe führt früher oder später zu Energieleere und emotionalen Verhärtungen und Blockaden.

Was tun, wenn die Frau zu einem positiven Liebesleben bereit ist, es ersehnt und sich darum bemüht, der Mann aber nicht? Patentrezepte gibt es auch bei diesem Problem nicht, hier aber einige Hinweise: Kann es sein, daß sich der Mann nicht wertvoll genug fühlt, findet er Bestätigung im Berufsleben,

bestätigen Sie ihn als männlichen Teil der Schöpfung? Oder muß er einem Ideal nachrennen, beruflich oder privat, das es nicht gibt oder das nicht zu ihm paßt? Erwartet ein Partner in der Beziehung, daß ihm der andere gehört, anstatt davon auszugehen, daß man zusammen ist? Wenn es möglich ist, besuchen Sie gemeinsame Partnerschaftsseminare – die gibt es für jede Altersgruppe. Zeigen Sie Zärtlichkeit! Wenn der Mann jedoch partout jedes Interesse an einer echten Beziehung verloren hat (und womöglich andere Beziehungen nebenher sucht), müssen Sie sich eventuell auch überlegen, ob Sie die Beziehung aufrecht erhalten wollen.
Ihr Selbstwert als Frau ist gleich groß – ob mit oder ohne Mann. Viele, sehr viele Frauen wissen oder glauben das (noch) nicht und meinen, ohne Mann nichts wert zu sein. Eine Zeit des ruhigen Allein-Seins wird Ihnen das Gegenteil zeigen können. Eine neue Beziehung, in die man unmittelbar aus einer alten kommend »hineinstolpert«, ist meistens durch eine Vielzahl ungelöster Themen und Blockaden der alten Beziehung belastet.
Der Wunsch nach Kindern, die Freude an der seelisch-körperlichen intimen Begegnung und manchmal das Bemühen um tantrisch-spirituelle Bewußtseinsentwicklung sind die wesentlichen Motivationen für unser Liebesleben. In den Vor-Aids-Zeiten wurde allerdings lange Zeit von vermeintlich sexuell befreiten Menschen übersehen, daß jede sexuelle Vereinigung mit einem anderen Menschen eine ziemlich komplexe Vermischung und Verbindung feinstofflicher Energien und damit auch gewisse emotionale und spirituelle Abhängigkeiten mit sich bringt.
Vereinfacht ausgedrückt geht es dabei um folgendes: Jede Lebenserfahrung prägt uns – körperlich, gefühlsmäßig, geistig. Unsere Zellen nehmen diese Prägungen auf, und die Energien dieser Prägungen schwingen auch in unseren Kraft-

zentren (auch Chakras genannt) und in unserer Auraausstrahlung. Wenn wir mit einem Menschen intime Beziehungen aufnehmen, bringen wir alle unsere derartigen Prägungen mit und umgekehrt nehmen wir auch alle seine vergangenen Einflüsse in unserem Energiefeld auf. Also müssen wir uns *vor* einer Intimbegegnung fragen: Mit wem möchte ich nicht nur sexuelle Erregung, sondern auch die Energien all seiner früheren PartnerInnen tauschen?

Die Frage liegt nahe, ob nicht zumindest in einer langjährigen Partnerschaft andere Einflüsse der Vergangenheit an Wirksamkeit verlieren oder sogar ganz aufgelöst werden können. Manche Reinkarnations- und Emotionalkörpertherapien beanspruchen, daß sie solche Prägungen bis hinein in die Zellebenen wirkungsvoll auflösen können. Manche östlich inspirierten Entwicklungswege verkünden, daß mit ihren Methoden altes »Karma« aufgelöst werden kann. Ich habe in bezug auf beiderlei Behauptungen meine Zweifel. Nach meiner Erfahrung gibt es aber homöopathische Mittel, die – weil Homöopathie bekanntlich feinstofflich und energetisch wirkt – neben dem genauso notwendigen Bewußtseinswandel des betreffenden Menschen hilfreich sind. Es handelt sich dabei um Hochpotenzen der Mittel Luesinum, Tuberculinum, Medorrhinum, sowie Schockmittel wie Aconit und Opium. Selbstverständlich muß der/die erfahrene HomöopathIn individuell repertorisieren.

Höhen und Tiefen gibt es bekanntlich in jeder langjährigen Ehe oder Partnerschaft. Dieses Buch ist und kann kein Ratgeber für Partnerschaftsfragen sein, ich möchte aber doch einige Impulse zu diesem Thema geben:

Versuchen Sie gemeinsam mit Ihrem Partner eine offene, vertraute, von Vorwürfen und Erwartungen freie Kommunikation aufzubauen. Besprechen Sie frühzeitig Probleme, die sich abzeichnen. Der Punkt, an dem ein kurzes Gespräch hilfreich ist, kann schneller als man möchte vorüber gehen und aus einem Problemchen wird dann ein Konflikt. Bemühen Sie sich um eine Balance zwischen der Sehnsucht nach Intimität und Nähe einerseits und der Notwendigkeit für Freiraum andererseits. So sehr vor allem wir Frauen uns vielleicht das Gegenteil wünschen und erhoffen: viele Menschen werden sich ein ganzes Leben lang immer zumindest etwas fremd sein oder fremd bleiben. Wer will behaupten, daß das zu ändern sei? Welche Möglichkeiten haben wir, nicht nur die Frauen, diese Fremdheit zu überbrücken? Daß wir unseren geistigen, unseren inneren seelischen Selbstwert erforschen und einen Bezug zum Partner bzw. zur Partnerin finden, der »überpersönlich« ist? Mit überpersönlich meine ich, daß wir nie von Ego zu Ego verschmelzen und eines werden können, sondern nur auf jener Ebene, die oberhalb unser beider Ego ist – nämlich auf der spirituellen und religiösen Bewußtseinsebene.

Ent-täuschungen, Eifersucht und andere Partnerschaftsprobleme

Damit wir frühe oder späte Verbitterung in bezug auf Partnerschaftsprobleme und die daraus resultierenden gesundheitlichen Folgen im ureigensten Interesse weitgehend vermeiden, müssen wir uns zwei Grundtatsachen des Lebens in unser Bewußtsein rufen:

1. Fast immer sind die »Schuldanteile«, lieber möchte ich sie die »Verantwortungsanteile« nennen, ziemlich genau 50% zu 50%. Diese Einsicht allein kann schon therapeutische Wirkung haben. Wenn ich akzeptiere, daß ich selber Fehler gemacht und zur Ent-täuschung beigetragen habe, vermag ich

mich leichter aus den komplizierten Verwicklungen nicht aufzulösender Konflikte und Krisen zu lösen – falls notwendig, auch vom Partner. (Das gilt in begrenztem Maße leider auch für mißbrauchte und mißhandelte Frauen, die einsehen müssen, daß sie sich spätestens nach diesen Ereignissen trennen *müssen*. Vorübergehende emotionale und berufliche Nachteile sind *nie* so unüberwindlich wie ein fixierter Charakterzug eines anderen Menschen.) Ich muß mich also prüfen, welchen Anteil ich an der Situation trage, welche psychologischen Muster sich in meinen Partnerschaftsbeziehungen wiederholen, welche Erwartungshaltungen, welche Ent-täuschungen. Ich muß mich selbst fragen, ob ich sie aus Bequemlichkeit oder anderen Gründen immer weiter wiederholen bzw. beibehalten will oder nicht.

2. Alle Erfahrungen, die wir machen, sind nicht zufällig, sondern bergen einen Sinn. Der Sinn ist uns nicht unbedingt immer gleich offenbar – häufig behindern rosige Vorstellungen oder ichhafte Festlegungen unseren klaren Blick. Seien Sie sicher: Jedes einzelne Geschehen in unserem Leben ist notwendig, damit wir etwas daraus lernen. Das bedeutet nicht, daß unser Leben so vorherbestimmt sei, daß wir nichts daran ändern können. Ganz im Gegenteil: Wir können unsere menschliche Entscheidungsfreiheit dazu benutzen, bewußte und intelligente Erfahrungen (und PartnerInnen) auszusuchen, oder wir können uns mehr oder weniger treiben lassen oder unserem jeweiligen Egozustand folgen. In jedem Fall gilt, daß es ja unser Leben ist, das wir leben und teilweise auch durchleiden. Also sollten wir im eigenen Interesse so viel wie möglich aus Ent-täuschungen lernen, um für uns und andere Menschen ein harmonisches Leben gestalten zu können.

Geistige Hintergründe von Elternschaft und Kinderlosigkeit

Das Thema »Kinder« füllt hunderte von Büchern vieler Autoren und Autorinnen aus vielen Kulturen. In diesem Buch kann es naturgemäß nur gestreift werden, dabei stellen sowohl Elternschaft als auch Kinderlosigkeit einen wesentlichen Einfluß im Leben jeder Frau dar. Mir scheint immer wichtig, daß wir nach dem Sinn von Ereignissen im Leben fragen. Wenn wir Kinder haben, können wir uns einstimmen auf die Frage, warum diese Seelen zu uns als Mütter gekommen sind? Wir können ergründen, was sie uns zu geben und zu lehren haben, und was wir Ihnen mitteilen können. Sie dürfen sicher sein, daß nichts im Leben zufällig ist. Es ist kein Zufall, daß Sie die Kleider tragen, die Sie gekauft haben oder das Essen zu sich nehmen, daß Sie gekocht haben. Es ist noch viel weniger Zufall, daß wir gerade diese Kinder und nicht andere haben. Mit einem gewissen Abstand der Reife, wenn sowohl Eltern wie Kinder etwas älter sind, ist gute Gelegenheit, in der Rückschau vieles besser zu verstehen. Ich wünsche Ihnen, daß Sie spätestens jetzt das vertraute Gespräch mit Ihren Kindern bzw. Ihren Eltern suchen und finden – ohne Erwartungen, ohne Vorwürfe, sondern mit Liebe oder zumindest Verständnis.

Der spirituelle Hintergrund von Elternschaft ist Ihnen wahrscheinlich bekannt: Seelen »verabreden« sich, sich gegenseitig in unterschiedlichen Beziehungsmustern bei der Entwicklung ihrer schicksalhaften Aufgaben und Anwendung von kreativen Fähigkeiten zu helfen. Man könnte das in der Sprache der indischen Philosophie auch anders nennen: Seelen helfen sich gegenseitig, das jeweilige Karma zu erfüllen.

Wenn man nicht an Reinkarnation glaubt, so sind die Kinder für uns Herausforderungen, ihnen und uns durch unser

Wirken zur Persönlichkeitsentfaltung zu verhelfen und die Idee eines harmonischen, humanen Lebens auf der Erde zu verwirklichen. Wenn wir an Reinkarnation glauben, so können wir in unseren Kindern Seelenpartner und Begleiter einer langen spirituellen Bewußtseinsreise sehen, die durch viele Leben und Epochen in unterschiedliche Körper führt – mal als Geschwister, mal als Liebhaber, mal als Eltern und Kinder, und so fort.

Elternschaft bedeutet auf jeden Fall, daß wir etwas von uns selbst, von unserer Energie, unserer Liebe, unserer Aufmerksamkeit, unserer Zeit, unserem Geld und vieles mehr teilen. Und vor allem ist es die Chance für uns Frauen, unmittelbar an der Schöpfung mitzuwirken!

Der spirituelle Hintergrund von Kinderlosigkeit hat nach meiner Erfahrung – soweit man so etwas in ja recht groben Kategorien überhaupt einteilen möchte – drei Gesichter. Eines ist die Scheu vor der Verantwortung und die Sorge, daß die eigene Entfaltung durch Kinder zu kurz kommt. Kinderlose Frauen mit einem solchen Hintergrund sind »junge Seelen«, die erst einmal sich selbst besser kennenlernen und ausleben möchten – und müssen! Mit diesen Bemerkungen ist keinerlei Kritik verbunden – jede Seele weiß selbst am besten, welche Art von Lebensplan sie verfolgen soll.

Das zweite Gesicht ist das jener inspirierten Frauen, die in der Hingabe an andere Aufgaben eine schöpferische Erfüllung finden – als Künstlerin, Muse, Wissenschaftlerin, im sozialen Dienst Tätige usw. – die im emotionalen Wert jenem der Elternschaft in nichts nachsteht.

Wie steht es nun bei den Frauen, die gern Kinder haben würden, bei denen es aber aus unterschiedlichen Gründen nicht dazu gekommen ist? Hier hat die Kinderlosigkeit ein drittes Gesicht: Den Auftrag des Schicksals, des Lebens, des Karmas – wie Sie wollen –, sich mit dem Thema unerfüllter bzw. unerfüllbarer Wünsche auseinanderzusetzen und die seelische Reifung zu gewinnen, daß man die eigene Identität nur über sich selbst definieren muß. Kinder als »Ventil« oder »Ersatz« für andere Lebensmotivationen fallen also aus und wir müssen uns selbst im Spiegel betrachten. Gerade solche Frauen haben übrigens häufig reiche mediale Fähigkeiten zur Verfügung, wenn sie über die Schwelle des Selbstmitleids oder des Haderns mit dem Schicksal einmal hinweggekommen sind.

8 Der Schlüssel zu den häufigsten Problemen und Beschwerden von Frauen in den besten Lebensjahren

Ich möchte daran erinnern, daß fast alle »Frauenbeschwerden« keineswegs nur der Zeit der sogenannten Wechseljahre zu eigen oder vorbehalten sind, sondern in der einen oder anderen Form schon lange vorher auftauchen können. Da sie allerdings selten so geballt und so massiv auftreten, übergehen wir Frauen einzelne frühe Signale unseres Organismus gern – oft schon deshalb, um der Familie und der Umgebung nicht »zur Last« zu fallen. Je länger wir diese Signale nicht beachten, desto stärker machen sie sich dann später in Form von echten Beschwerden und Leiden bemerkbar. Insofern ist es auch für jüngere Frauen sinnvoll, sich mit den in der folgenden Aufstellung genannten Problemkreisen und Beschwerden zu befassen. Diese Übersicht nennt die häufigsten Symptome und ihre wichtigsten Symptombilder; sie erhebt nicht den Anspruch einer lückenlosen Vollständigkeit und ersetzt auch nicht den Rat eines/einer kompetenten medizinischen Behandlers/Behandlerin!

Ich selbst empfehle in der homöopathischen Behandlung für geistig-spirituell entwickelte Patienten sogenannte Hochpotenzen, also ab C 30 oder D 30 aufwärts. In manchen Fällen reichen ein- oder zweimalige Gaben, in anderen bedarf es einer mehrwöchigen homöopathischen Behandlung. [Die meisten homöopathischen Mittel sind frei verkäuflich und können in guten Apotheken bezogen werden. Zur Bestimmung der Potenz und der Dosierung bedarf es im Regelfall des homöopathischen Wissens einer(s) geprüften Behandlers(in).][7]

Und noch ein Gedanke: wir alle sind sehr individuell. Griffige Patentrezepte und Wunderkuren, die für alle Menschen bei allen Beschwerden wirken, gibt es nicht – schon gar nicht in der Homöopathie. Ich erwähne dennoch immer wieder neben anderen Maßnahmen auch homöopathische Mittel, wie sie sich in meiner Praxis bewährt haben, um Ihnen auch hier konkrete Anstöße zu vermitteln.

Zur Farbtherapie in der Selbstbehandlung kann man Farb-Handlampen verwenden, wie sie von den Firmen LEP und Metepro angeboten werden (Bezugsquellenhinweis siehe Seite 199). Bach-Blüten in der Selbstbehandlung nimmt man mindestens viermal am Tag, jeweils drei bis fünf Tropfen auf ein Glas Wasser (Bezugsquellenhinweis siehe Seite 199). Ich kann an dieser Stelle nicht auf die Bach-Blütentherapie eingehen; wenn Sie mehr darüber wissen wollen, empfehle ich Ihnen mein Buch »Die richtige Schwingung heilt«.

Und noch ein Wort vorweg zu den problematischen, teilweise hochgefährlichen Wirkungen sogenannter geopathischer Störzonen und elektromagnetischer Strahlungen. Im Rahmen dieses Buchs kann ich Ihnen keine umfassende Darstellung bieten. Aber es ist inzwischen unumstritten, daß Kreuzungspunkte von unterirdischen Wasseradern, Erdstrahlenlinien und Erdenergiegittern Störzonen mit gesundheitsschädigenden Wirkungen bilden können. Sicher haben Sie schon mehrfach von sich häufenden »unerklärlichen« Autounfällen an eigentlich problemlosen Straßenstücken gehört – ein drastisches Beispiel für die Tücken solcher Kreuzungspunkte. Und in bezug auf die Strahlung, die von Elektrogeräten (einschließlich Heizdecken), Fernsehern, Computerterminals, aber auch schlecht abgeschirmten Leitungen, falsch eingesteckten Steckern, elektronischen Rechengeräten usw. ausgeht, hat sogar die EPA, die amerikanische Umweltschutzbehörde, festgestellt, daß manche elektromagnetische Felder »wahrscheinlich karzinogen für Menschen«, also krebsauslösend wirken. Mit diesen Hinweisen will ich Ihnen keine Angst machen, sondern Ihr Bewußtsein dafür schärfen, daß viele vermeintlich »unerklärlichen« Symptome und Beschwerden darin eine sehr direkte Erklärung finden und man in dieser Richtung also auch etwas unternehmen muß, um sich zu schützen.

ALLERGIEN

Symptombild:
Allergische Reaktionen als eine Form von »Frauenbeschwerden« machen sich vor allem bemerkbar als rote Flecken; »Quaddeln«; Schwellungen, vor allem an Augen, Lippen und Genitalien; Juckreiz, auch im Genitalbereich.

Ursachen und Bedeutung:
Zu Allergien kann es sowohl aufgrund materieller wie psychischer Ursachen kommen. Zu den wesentlichen materiellen Ursachen gehören Synthetikstoffe in der (Bett-)Wäsche, aber auch bei Kondomen!; Kupferspiralen und mancherlei andere Verhütungsmittel; künstliche Farbstoffe im Essen; rauchende Umwelt; viele (Haushalts-)Desinfektionsmittel; Weichspüler; Intimsprays; parfümierte Seifen; synthetische Parfüms usw.; unedle Metalle bei Plomben oder Implantaten.
Die wesentliche Ursache für psychische Allergien von Frauen ist die innere Abneigung oder Ablehnung gegen Eigenschaften einer Person (auch des eigenen Partners!), bzw. gegen die Person selbst, die man sich aber nicht eingesteht. Die Handlungsweise oder die ganze Person ist einem zuwider.
Allergie kann auch eine Hitzeentwicklung mit sich bringen, weil der Organismus die Substanz, welche die Allergie auslöst, verbrennen will. Das kann zu den typischen roten Flecken auf der Haut und zu Fieber führen.

Behandlung:
Zunächst muß festgestellt werden, ob es sich um eine materiell oder psychisch bedingte allergische Reaktion handelt. Bei materiell bedingten muß der auslösende Stoff bestimmt werden. Dieser Stoff muß dann von der Patientin vermieden, und schließlich müssen Reste des Allergieauslösers im Körper bzw. eventuell noch vorhandene Schwingungsinformationen der Allergie im Körper herausgelöst werden. Dazu empfiehlt sich neben klassischen homöopathischen Mitteln – wie Hepar sulf., Nux vomica oder Sulfur – zum Beispiel eine Reinigungs- und Fastenkur. (Cortison, ein künstliches Hormon, ist kein Heilmittel und sollte – wenn es sich nicht um lebensbedrohliche Situationen handelt – im eigenen Interesse vermieden werden.)
Bei psychisch bedingten Ursachen für Allergien bedarf es einer emotionalen Klärung für sich selbst – eventuell mit der Hilfe eines/r Behandlers/in, damit wir uns nicht unnötig etwas »vormachen«, und dann einer geeigneten Auseinandersetzung bzw. Auflösung der Ursachen. Von der naturheilkundlichen Seite her haben sich in solchen Fällen die »Bach-Blüten-Essenzen« sehr bewährt, weil sie direkt auf die Schwingungsebenen der Psyche wirken. Ein einfaches, offenes und vertrauensvolles Gespräch mit einer unbeteiligten Person kann schon Wunder wirken – es ist besser, dieses Gespräch nicht mit der »besten Freundin« zu führen, sondern mit einem/r Therapeuten/in, falls es mit dem eigenen Partner (noch) nicht geht.

Farbtherapie:
Betroffene Stellen mit *Grün* (zur Neutralisierung) und *Blau* (zur Beruhigung) bestrahlen; mit *Orange* (zur Entspannung von Verkrampfungen) an die Mitte der Schamhaargrenze bestrahlen.

Bach-Blüten:
Aus der Gruppe 5, »Überempfindlichkeit«: *Agrimony*, *Centaury*, *Holly*, *Walnut*;
aus der Gruppe 7, »Übertriebene Sorge –«: *Chicory*.

ALLGEMEINE SCHWÄCHEZUSTÄNDE

Symptombild:
Zu schwach, um die Anforderungen des Alltags zu erfüllen; schon beim Aufwachen morgens müde; zu kraftlos, um geplante Vorhaben wirklich auszuführen; Antriebsschwäche und Lustlosigkeit. Die Schwäche kann sowohl körperlich wie geistig vorhanden sein.

Ursachen und Bedeutung:
Unzureichende Erholung von früheren Anstrengungen, zum Beispiel Krankheit und Medikamente, Operation, Schwangerschaft, Fehlgeburt, Abtreibung, körperliche und/oder geistige Strapazen in Familie oder Beruf, mangelhafte Ernährung, Fernreisen, Lebensmittelvergiftung; Durchfall (zum Beispiel infolge von Abführmitteln!) und geopathische Störzonen! Anhaltende Schwächezustände sind ein Hinweis darauf, daß sich der betreffende Mensch – aus welchen Gründen auch immer – nicht genügend um sich und seine eigenen, vitalen Bedürfnisse kümmert. Es kann sich aber auch – seelisch betrachtet – darum handeln, daß wir unsere Wünsche und Sehnsüchte (noch) nicht genügend auf unsere tatsächlichen Lebensverhältnisse eingestellt haben. Unsere Gedanken sind dann nicht bei den unmittelbar und real uns selbst betreffenden Angelegenheiten, sondern wir sorgen uns zum Beispiel zu sehr um andere oder lassen uns von Kummer überwältigen. Manchmal wenden wir (unnötige) Energie auf für die Abwehr von uns unliebsamen Eindrücken und Einflüssen.

Behandlung:

Körperliche Bewegung im Sonnenlicht, viel Frischluft und tiefes, ruhiges Atmen; ausgewogene Ernährung und eventuell Zellsalze zur Regulierung des Mineralhaushalts – Kalium phos. D 6 bei Mineralverlust durch Durchfall/Abführmittel. Lassen Sie feststellen, ob Sie auf geopathischen Störzonen schlafen bzw. arbeiten! und verrücken Sie notfalls Bett oder Arbeitsplatz; machen Sie *Erholungs*urlaub (auch ruhig einmal ohne Mann und Kinder, wenn diese sich eine Zeitlang auch selbst versorgen können). Zu den wichtigen homöopathischen Mitteln gehören

- *Arsenicum album*, bei Schwäche durch Lebensmittelvergiftung
- *Carbo vegetabilis*, bei nicht auskurierten Krankheiten oder zu großen Streßbelastungen
- *Conium*, wenn die Schwäche im unteren Rücken und im Unterleib besonders spürbar sind.

Eine besondere »allgemeine Schwäche«, die mit den physiologischen Vorgängen in der Menopause zusammenhängt, existiert nicht. Eine psychische Schwäche in der Menopause – zum Beispiel aufgrund von Zweifeln am Selbstwert, durch deprimierende Gefühle, Unverstandensein durch den Partner, Kummer, Ärger, Abnabelung von den Kindern, zeitweise geistige Orientierungslosigkeit – kann homöopathisch behandelt werden mit

- *Calcium phos.*
- *Ignatia*
- *Acid. phos.*.

Farbtherapie:

Mit *Orange* (vor allem bei Schwächen im Zusammenhang mit dem Unterleib, in der Mitte der Schamhaargrenze); *Rot* (vor allem bei Antriebsschwäche, am Steißbein); *Gelb* (bei Zweifeln und Ängsten, am Ende vom Brustbein); *Grün* (bei übertriebener Sorge um andere, aufs Herzchakra) bestrahlen.

Bach-Blüten:
Aus der Gruppe 7, »Übertriebene Sorge –«: *Beech*;
aus der Gruppe 1, »Angst«: *Red Chestnut*;
aus der Gruppe 2, »Unsicherheit«: *Wild Oat, Hornbeam*;
aus der Gruppe 3, »Mangelndes Interesse –«: *Olive*.

ANGST

Symptombild:
In den Wechseljahren empfinden viele Frauen manchmal bewußt »Angstwellen«, andere eine teils ständige unterschwellige Angst. Angst kann sich körperlich bemerkbar machen mit flatterndem Magen, Herzstichen, eingeschnürter Kehle, Druck auf der Brust bzw. Beklemmungen, schwitzenden Händen, kalten Füßen, Blässe im Gesicht, Durchfall, Platzangst, Herzrasen, Fieber, Krämpfen, Unruhe, Konzentrationsmangel, Gefühle von Handlungsunfähigkeit, sich Einschließen, Angst vor Menschen, Angst vor Dunkelheit, Angst vor dem Telefon, Angst vor Geräuschen, –

Ursachen und Bedeutung:
Die Angst, allein zu sein, tritt in der Menopause am häufigsten auf. Aber Angst hat auch viele andere Gesichter: die Angst vor dem Älterwerden; die Angst, nicht (mehr) geliebt bzw. begehrt zu werden; die Angst, nicht (mehr) gebraucht zu werden; Angst vor der vermeintlichen Sinn- oder Ziellosigkeit des Lebens (siehe auch Depressionen); Angst, das Leben »verpaßt« zu haben; (unbegründete) Angst vor Krankheiten; Angst, daß irgend etwas Unheilvolles passieren könnte; Angst, nicht (mehr) zu lieben bzw. geliebt zu werden; Angst, keinen

Selbstwert (mehr) zu besitzen bzw. ihn nie gewonnen oder inzwischen verloren zu haben; Angst vor Neuem und vor der Zukunft. (Eine gar nicht so seltene Nebenwirkung dieser Angst vor der Zukunft ist die Ausbildung hellseherischer Fähigkeiten, die manche Frauen dann erneut beunruhigen kann. Es ist bekannt, daß in Kriegs- und Krisenzeiten Frauen vermehrt in Visionen »sahen«, was ihren Männern geschah.) Angst kann auch regelrecht krank machen – so daß also die Ursache von »normalen« Krankheiten durchaus auch in Angst bestehen kann.
Alle Ängste lassen sich letztlich auf die Angst zu sterben und die Angst vor dem Tod zurückführen. Solange wir nur die körperlichen und gefühlsmäßigen Dimensionen unseres Lebens erfahren haben, und solange wir unser Leben lediglich im Rahmen unseres zeitlich begrenzten Aufenthalts auf dieser irdischen Ebene begreifen können, solange werden wir Angst haben. Angst ist eine Urform, eine archetypische menschliche Reaktion auf die mysteriöse Herausforderung LEBEN. Angst kann uns lähmen – oder sie kann uns anspornen, das Geheimnis des menschlichen Lebens tiefer zu ergründen.
Die esoterische Bedeutung von Angstempfindungen ist die Aufforderung von einer höheren Seeleninstanz an die Persönlichkeit und das Ego, in sich selbst die innere Mitte des Urvertrauens in den Sinn des Lebens zu finden, und sich selbst als Teil eines umfassenden, nicht »angreifbaren« Bewußtseins zu erkennen. Angst ist immer ein Thema der spirituellen Selbstverwirklichung! Durch Angst ist man oft aus der menschlichen Umwelt wie abgesondert.

Behandlung:
Wie können wir mit Angst am sinnvollsten umgehen? Wie können wir Angst am besten überwinden? Ich möchte auf zwei wesentliche Schritte bei der Bewältigung dieses manchmal

unfaßbar großen Existenzproblems hinweisen. Zunächst einmal hilft es, die Ursache(n) für die Angst zu orten. Dazu gehört, daß wir uns Ängste eingestehen und uns dafür nicht verurteilen, daß wir Ängste nicht verdrängen oder sie vor unserer Familie oder guten Freunden verstecken. Angst ist ein normaler Aspekt jedes fühlenden Lebens. Dann sollten wir uns fragen, woher die Angst kommt? Kommt sie von außen – Autounfall, Krieg, Operation – oder von innen durch diffuse Befürchtungen ohne solche konkreten Anläße? Wenn die Angst von innen kommt, dürfen wir gewiß sein, daß dort innen nicht nur der Ursprung des Problems, sondern auch seine Lösung vorhanden ist. Meditation, positives Denken, Affirmationen u.ä. sind oft wirksam. Häufig wird auch ein Geschäft mit der Angst betrieben; Politiker, Ideologen, Geschäftemacher, kirchliche Theologen und Dogmatiker, Sektierer bedienen sich vielfältiger Angstgemälde, um uns zu einem bestimmten Verhalten, einer speziellen Stimmabgabe oder einer Mitgliedschaft zu bewegen. Wenn mit Angst im Umgang zwischen Menschen operiert wird, so sollte man, wenn irgend möglich, solche Menschen und solche Situationen meiden.

Und schließlich »zwingt« uns Angst dazu, uns mit den höheren Ebenen der Seele, des Geistes und der inneren schöpferischen und göttlichen Kraft jedes Menschen auseinanderzusetzen – uns also auf den bewußten Weg der Suche nach Sinn, nach Re-ligion (Rück-verbindung) zu begeben. Angst ist das »negativ verzerrte Spiegelbild« der schöpferischen Kräfte und des schöpferischen Sinns, die den Grund unseres menschlichen Lebens ausmachen. Auch hier helfen Meditation und *Gebete*. Ein Gebet kann lauten, daß wir Gott oder die höhere geistige Kraft in uns bitten, uns die Angst und die Sorge um einen Menschen oder eine Angelegenheit abzunehmen, daß wir unsere Angst dieser Instanz also sozusagen zu Füßen legen

und damit abgeben. Die Bibel weiß: »Seid fröhlich in Hoffnung, geduldig in Trübsal und haltet an am Gebet.« (Römer 12,12)
Homöopathisch gilt *Aconit* als das Hauptmittel; bei Angst vor Einsamkeit oder davor, nicht (mehr) geliebt zu werden. Bei Platzangst nimmt man gern *Sepia*; bei Angst, nicht allein an einem Ort sein zu können, *Arsen*; bei Angst von überempfindlichen Menschen *Camomilla* und *Nox vomica*.
Biochemisch, also nach den Schüsslersalzen, hilft Kalium phos. D 6 bei Angst mit Erschöpfunggefühl und Platzangst; Magnesium phos. D 6, wenn krampfartige, nervöse Herzschmerzen dazukommen; Ferrum phos. D 12, wenn zum Angstgefühl Blutandrang und Wallungen zum Kopf hinzukommen.

Farbtherapie:
Mit *Gelb* den Solar Plexus (unterhalb des Endes des Brustbeins) bestrahlen.

Bach-Blüten:
Aus der Gruppe 1, »Angst« kommt meistens *Red Chestnut* in Betracht;
aus der Gruppe 4, »Einsamkeit«: *Heather*.

AUSFLUSS

Symptombild:
Jeglicher vaginaler Ausfluß außer Menstruationsblut, wie klare, gelbliche, gelblich-grünliche oder milchige Sekrete, oder wie wässriges Blut; teilweise auch übelriechend.

Ursachen und Bedeutung:
Eventuell ist eine Geschlechtskrankheit die Ursache. Es gibt aber auch psychosomatische Auslöser wie Kummer und Sor-

gen, starker Streß und Schocks. Ausfluß kann auch durch Unterleibserkältungen verursacht werden. Natürlich führen auch sexuelle Funktionen und erotische Stimmungen zu Ausfluß, aber anderer, nicht besorgniserregender Natur.
Jede Ausscheidung stellt einen Reinigungsprozeß dar. Insofern sollte man Ausscheidungen nicht unterdrücken, so unliebsam sie momentan erscheinen mögen, sondern dem Organismus helfen, auf die richtige Weise auszuscheiden – nämlich über die Darm- und Nierenfunktionen, über das Schwitzen durch die Haut, Tränen und den halbjährlichen Schnupfen, der gesund ist. Dabei helfen die Schüsslersalze, siehe Abschnitt Behandlung.
Esoterisch betrachtet ist jede Ausscheidung ein Hinweis auf Energieströme, die zu fließen beginnen. Nicht nur körperliche, sondern auch angestaute emotionale und geistige Schlakken bzw. Belastungen sollen ausgeschwemmt werden. Es ist oft so, als ob das Herz »ausblutet« oder sich die nicht geweinten Tränen einen anderen Weg als die Augen suchen.

Behandlung:
Suchen Sie gegebenenfalls Ihre(n) Gynäkologin(en) auf, um überprüfen zu lassen, ob eine Geschlechtskrankheit vorliegt (Geschlechtskrankheiten dürfen nur vom Arzt behandelt werden).
Einige der Schüssler'schen Zellsalze haben sich zur Unterstützung der Behandlung, oft auch zur Heilung, in der Medizinpraxis bewährt. Dr. Schüssler ging davon aus, daß die Farbe jeglicher Körperausscheidungen, also z.B. sowohl Katarrhe wie eben auch Vaginalausscheidungen Hinweise auf den jeweiligen Mangel im Mineralhaushalt des Körpers geben.
- Bei glasklaren Ausscheidungen Natrium mur. D 6;
- bei milchigen bis grau-weißen Ausscheidungen Kalium chlor. D 6;

- bei gelblichen Ausscheidungen Kalium sulf. D 6;
- bei gelblich-grünlichen Ausscheidungen Natrium sulf. D 6;
- bei weißlichen, griesigen Ausscheidungen Calcium phos. D 6 und Natrium mur. D 6;
- bei blutig-eitrigen Ausscheidungen Calcium sulf. D 6.

Aus der Homöopathie empfiehlt sich hauptsächlich *Calcium carbonicum; Sepia; Pulsatilla; Graphitis;* bei übelriechendem Ausfluß *Mandragora* oder *Hepar sulf.*; wenn der Ausfluß auch wund macht *Creosotum* oder *Carbo vegetabilis.*

Farbtherapie:
Grün auf das Herzchakra strahlen, *Rosa* auf das physische Herz.

Bach-Blüten:
Aus der Gruppe 7, »Übertriebene Sorge –«: *Vervain*;
aus der Gruppe 4, »Einsamkeit«: *Impatiens.*

BLUTUNGEN

Symptombild:
Uns vertraut sind die zyklischen Menstruationsblutungen; vor allem in den Wechseljahren können aber bisweilen länger anhaltende Blutungen auftreten, die nicht normal sind, oder kurzfristige Zwischenblutungen.

Ursachen und Bedeutung:
Ursache der Menstruationsblutung ist die Abstoßung und Ausschwemmung von Gewebe aus der Gebärmutter. Suchen Sie in jedem Fall Ihre(n) Gynäkologin(en) auf, wenn Sie außerhalb der Menses Blutungen haben.
In der Schwangerschaft kündigt sich möglicherweise ein Abgang bzw. eine Fehlgeburt mit Blutungen an. Ursachen von lang andauernden Blutungen können sein Myome (gutartige Tumore), Polypen und Fibroide (gutartige Wucherungen)

oder andere, »bösartige« Tumore – die sehr viele fast immer durch elektromagnetische Strahlungen und geopathische Störzonen ausgelöst werden! Solche Strahlenbelastungen können auch unmittelbar zu Blutungen führen. Eventuell muß ein hochgradiger Vitamin B-Mangel in Betracht gezogen werden. Ursachen von kurzen »Zwischenblutungen« können der Eisprung in der Mitte des Zyklus sein, hormonelle Umstellungen, aber auch Reisebeschwerden mit extremen Klimaveränderungen oder Schreckzustände. Eigenartigerweise treten Blutungen in den nördlichen Ländern offensichtlich häufiger auf als in südlicheren – vielleicht, weil die Menschen dort weniger Lebensfreude haben und sich der Körper deshalb intensiver immer wieder reinigen und erneuern muß. Esoterisch gesehen verlieren wir Lebenskraft, weil Blut Leben ist – wir alle kennen solche Zeiten der Kraftlosigkeit. Im Verlauf des Zyklus regeneriert sich diese Kraft wieder. Es ist wie ein »Ausweinen« jener Lebenskraft, die sich nicht in Form neuen Lebens verwirklicht hat.

Behandlung:
Suchen Sie bei Blutungen Ihre/n medizinische/e Behandeler/in auf. Lassen Sie sich aber keine Gebärmutteroperation einreden, falls es sich nicht um bösartige Krebsgeschwulste handelt, die anders überhaupt nicht mehr kurierbar erscheinen. Lassen Sie von einem seriösen und guten Rutengänger sorgfältig prüfen, ob geopathische Zonen und elektromagnetische Strahlungen – vor allem im Bereich des Schlafplatzes – eine Ursache sein können. Gerade bei Krebs spielen solche Ursachen neben der psychischen Konstitution und der falschen Ernährung, sowie Umweltbelastungen eine wesentliche Rolle. Naturheilkundlich versierte Ärzte werden sich u.a. folgender homöopathischer Mittel bedienen:

– bei Uterustumoren: *Aurum-Muriaticum-Natronatum*;

- wenn die Periode in den Wechseljahren zu früh kommt bzw. zu lange anhält, das Blut »klumpig« ist und große Kälteempfindlichkeit besteht: *Calcium carbonicum*;
- wenn die Periode zu früh kommt, das Menstruationsblut dunkel und klumpig ist und stoßweise kommt und man sich zittrig und geschwächt fühlt, bzw. durch Erschöpfung übernervös reagiert: *China*;
- wenn die Periode zu früh kommt, bzw. zu lang anhält, oder verspätet kommt und man blond, blaß und blutarm ist und die Nerven leicht angreifbar sind: *Phosphor*;
- wenn die Periode zu früh kommt und das Blut hell und klumpig sowie heiß und übelriechend ist und pulsierend kommt: *Belladonna*;
- wenn die Periode zu früh kommt und das Blut übel riecht und man unter Kreuzschwäche leidet: *Kalium carbonicum*;
- wenn man sich während der Blutungen depressiv fühlt und der Wunsch nach Sexualität vermindert ist: *Agnus castus*;
- bei einer »passiven«, dunklen, fadenziehenden Blutung: *Hamamelis*.

Zur Regulierung von starken Menstruationsblutungen hat sich Beifußkraut bewährt, innerlich als Tee oder verdünnte Tinktur, äußerlich als Tinktur zum Einreiben des Unterleibs und als Moxibustion bzw. Moxabehandlung (zwei Finger breit unter dem Bauchnabel wird das zusammengedrehte Beifußkraut direkt auf der Haut zum Abglühen gebracht – nur von der Heilpraktikerin/dem Heilpraktiker anwenden lassen).
Auch ein Aderlaß kann helfen, die Neubildung von Blut und damit unsere Regeneration anzuregen.
Natürliches Vitamin C hochdosiert unterstützt die Neubildung der lebenswichtigen roten Blutkörperchen.

Bach-Blüten:
Rescue Remedy.

BRUSTBESCHWERDEN

Symtombild:
Allgemein Schmerzen, Gefühl von Wundheit und übergroßer Empfindlichkeit, zum Beispiel bei Berührung, Knötchen, Schwellung bzw. Schrumpfung des Busens.

Ursachen und Bedeutung:
Geopathische Zonen und Strahlenstörfelder einerseits und Einnahme künstlicher Hormone andererseits sind die Hauptursachen für Brustbeschwerden. Vielleicht wundern Sie sich, daß so häufig auf Störzonen verwiesen wird. Meine Praxiserfahrung bestätigt mir aber leider – wie die Erfahrungen zahlreicher Kolleginnen und Kollegen –, daß wir Frauen generell (und Männer ohnehin) – dieser Bedrohung unserer Gesundheit durch unerwünschte Nebenwirkungen der modernen Hochtechnologien, und vor allem den schleichenden Gefahren von elektronischen Geräten, noch nicht genügend Beachtung schenken. Vergewissern Sie sich gegebenenfalls beim Gynäkologen, ob eine Geschlechtskrankheit oder ein entstehender Tumor Auslöser der Beschwerden sind. Die Ursachen liegen auch dann fast immer in oben genannten Faktoren – und auch dann sind naturheilkundliche Therapien hochwirksam.
Berührungsempfindlichkeit der Brust geht oft auf nicht verarbeiteten Ärger oder Zorn zurück; sie kann aber auch mit einer Reaktion auf zuviel Kaffee bzw. auf Schmerzmittel zu tun haben. Knötchen entstehen u.a. durch mangelhaften Lymphfluß in den sogenannten Milchgängen der Brust. Bei Schwellungen der Brust könnte auch eine beginnende Schwangerschaft vorliegen. Sonst handelt es sich um Folgen der Hormonumstellung kurz vor der Periode, und auch um gestauten Lymphfluß. Bei Schrumpfung ist meist tiefgreifende Erschöpfung die Ursache.

Esoterisch betrachtet geht es bei Brustbeschwerden zuallererst um das Thema Mutterschaft – Sehnsucht nach Schwangerschaft? Die Brust ist das Organ für die Nährung neuen Lebens. Beschwerden in der linken Brust deuten auf starke Sehnsucht nach Erfüllung der Weiblichkeit hin. Beschwerden in der rechten Brust weisen darauf hin, daß wir unsere männliche Seite nicht genügend zur Geltung kommen lassen.

Bei Brustschrumpfung ist ein Mangel an Lebensfreude, Lebensbejahung und Weiblichkeit zu vermuten. Bei Brustschwellung liegt eine Tendenz des Organismus vor, einem inneren Wunsch des Menschen nach Schwangerschaft und Erfüllung in Mutterschaft äußeren Ausdruck zu geben. Diese esoterischen Betrachtungsweise ist lediglich eine Hilfe zum Verständnis möglicher emotionaler Ursachen – sie kann natürlich keinesfalls die wache heilkundliche Vernunft ersetzen!

Behandlung:

Bei Strahlungsursachen ist Calcium carbonicum in homöopathischer Form ratsam; Ausnahme ist Silicea bei Brustschrumpfung. Bei hormonverursachten Beschwerden muß im Regelfall die Einnahme künstlicher Hormone beendet werden. Das ist auch problemlos möglich. Für die natürliche Regulierung des Hormonhaushalts wirkt Vitamin E hervorragend, am besten in Form von »Nachtkerzenöl«. Viele meiner Patientinnen wurden hauptsächlich dadurch während der Menstruation beschwerdefrei und haben im Übergang keinerlei Wechselbeschwerden erlebt. Vitamin E hat sich ganz allegmein bei Brustbeschwerden gut bewährt.

Es ist ganz normal, daß in den Wechseljahren die Hormonproduktion im Organismus abnimmt und umgestellt wird. Wenn dennoch Brustbeschwerden auftreten, so hängt dies im Regelfall eben nicht mit dem Hormonhaushalt zusammen, sondern zum Beispiel mit Lymphschlacken und anderen, oben angesprochenen Ursachen. Also würde eine künstliche Hormonzufuhr die wahren Ursachen nur verschleiern und längerfristig dennoch nicht wirken können. Bei Berührungsempfindlichkeit aufgrund von Ärger und Zorn wirkt Camomilla in homöopathischer Form.

Farbtherapie:
Bei Schwellungen und Knötchen lokal mit *Blau* bestrahlen. Bei Schrumpfung mit *Rot* am Steißbein und mit *Orange* in der Mitte der Schamhaargrenze bestrahlen; zusätzlich *Grün* auf das Herzchakra.

Bach-Blüten:
Bei Brustschrumpfung: aus der Gruppe 7, »Übertriebene Sorge...«: *Vine*;
aus der Gruppe 3, »Mangelndes Interesse...«: *Olive*.
Bei Brustschwellung: aus der Gruppe »Überempfindlichkeit...«: *Holly, Centaury*.

DEPRESSIONEN

Symptombild:
Niedergeschlagenheit, Traurigkeit, Lebensunlust bis hin zu Lebensmüdigkeit oder gar Todessehnsucht, starkes Gefühl von Sinnlosigkeit des Lebens; Teilnahmslosigkeit, Apathie, Arbeitsunlust bzw. -unfähigkeit, Unlust morgens aufzustehen, Reaktionsverlust, Müdigkeit, Ablehnung der Nahrungsmittelaufnahme; Realitätsverlust, man fühlt sich wie von dunklen Wolken umgeben oder wie in einem schwarzen Loch. Depressionen werden (ähnlich, wie die sogenannte Hysterie) von Männern leider manchmal als »Einbildung« oder als

Lappalie abgetan; Frauen fühlen sich häufig nicht fähig, sich mit Depressionen konstruktiv auseinanderzusetzen, um sie ein für alle mal zu überwinden.

Ursachen und Bedeutung:
Oft sind Hormonstörungen bzw. Hormonumstellungen Auslöser von depressiven Anwandlungen. Manchmal führen körpereigene Giftstoffe, die nicht ausgeschieden wurden, zu einer Art »Selbstvergiftung«, wodurch physiologische Faktoren psychische Wirkungen entfalten. Unedle Metalle im Gebiß (Amalgam) können, so verblüffend dies zunächst klingen mag, auch Depressionen verursachen. Und schließlich bewirken manchmal geopathische Störzonen und elektromagnetische Strahlungen – die sich ja u. a. auf die Hypophyse, das Steuerungsorgan für den Hormonhaushalt und das gesamte sogenannte endokrine Drüsensystem auswirken – ebenfalls Depressionen.
Spirituell gesehen ist die geistige Ursache für Depressionen in einem Mangel an Selbstwertgefühl, einem Mangel an Lebenssinn bzw. einem Mangel an Lebensfreude zu suchen. Äußerlich mögen schwierige Existenzprobleme, wiederholte Enttäuschungen, ernste Krankheiten oder ähnliches im Vordergrund stehen und scheinbar der Grund für Depressionen sein. Die Ursache, mit diesen »karmisch« betrachtet ja als Lernaufgaben ausgesuchten bzw. »magnetisch« angezogenen Herausforderungen konfrontiert zu werden, beruht aber immer in der Notwendigkeit, mehr Selbstwert zu entwickeln, aktiv Lebenssinn zu schaffen, bewußt Lebensfreude zu entdecken.
Die amerikanische psychologische Gesellschaft (American Psychological Association) hat kürzlich ihre Erkenntisse in einer Studie veröffentlicht. Dort heißt es: Depressionen haben ihre Ursachen nicht so sehr in biologischen Funktionen und Faktoren, wie zum Beispiel Menstruation, Schwangerschaft, Fehlgeburt und Menopause, sondern hauptsächlich aufgrund damit

nicht direkt zusammenhängender psychologischer Einflüsse – passivem, abhängigem Lebensstil und negativer Lebenseinstellung und Denkweisen. Einige erschreckende Zahlen aus den USA: jede vierte Frau erlebt in ihrem Leben Depressionen, bei Männern ist es jeder achte; Frauen in unglücklichen Ehen leiden dreimal so häufig an Depressionen wie Männer; gut zwei Drittel aller »Antidepressiva« werden Frauen verschrieben; 30.000! Menschen verüben in den USA jährlich! Selbstmord im Zusammenhang mit depressiven Zuständen.
Depressionen bedeuten Lebensverweigerung. Aggressionen werden nach innen gekehrt, das führt zu innerlichen Kontraktionen (bis hin zu Tumoren). Depressive Menschen sind starke, energetische Menschen, welche Energien nach innen ziehen, statt sie im normalen Lebensablauf fließen zu lassen und auszutauschen. Sie fühlen sich als Märtyrer oder Opfer – in religiös übersteigerter Manie zuweilen gar als »Opferlamm« höherer Mächte. Ärger und Zorn über vermeintliche Gottverlassenheit scheinen den Schluß, sich durch Depressionen »rächen« zu können, zwanghaft nahezulegen.
Nach meiner Erfahrung können problematische Lebenssituationen allerdings nur dann zu Depressionen führen, wenn zusätzlich zu den geistigen Ursachen mindestens eine weitere der oben genannten Ursachen vorliegt, und die schöpferischen Kräfte des Menschen blockiert sind.

Behandlung:
Ortsveränderungen, Milieuwechsel, körperliche Bewegung, Licht, Luft und Sonne gehören zu den offensichtlichen Hilfen, die dennoch oft genug vernachlässigt werden.
In der Homöopathie bedient man sich zur Behandlung von Depressionen u.a. folgender Mittel:
- bei »launischen« Depressionen und wenn man allein sein will bzw. der Umwelt gegenüber gleichgültig ist: *Sepia*;

- bei Reizbarkeit, besonders nach Medikamenteneinnahme (vor allem bei Medikamenten »gegen« Depressionen): *Sulfur*;
- bei depressiven religiösen Wahnvorstellungen: *Veratrum album*;
- bei Niedergeschlagenheit, Hoffnungslosigkeit, Angst vor Gedächtnisschwund, verbunden mit viel Weinen und Selbstmordgedanken: *Rhus tox.*;
- wenn Zuspruch die melancholische Stimmung verschlimmert, wenn man nicht (mehr) weinen kann: *Natrium mur.*;
- wenn alles zu schwer genommen wird: *Aurum*;
- bei Selbstmordneigung, und wenn Arbeit bzw. Beschäftigung den Zustand nicht bessert: *Argentum nitricum*;
- bei depressiver Weinerlichkeit: *Pulsatilla*;
- bei Depressionen mit Unruhe und Eifersucht: *Lachesis*;
- bei Schlaflosigkeit durch Depressionen: *Cocculus*;
- bei Nervosität und leichter Erregbarkeit: *Cimicifuga*;
- bei kalten Füßen und warmen Händen, aber auch bei Verzweiflung und Angst, nicht mehr gesund zu werden: *Calcium carbonicum*.

Nachtkerzenöl (Vitamin E) hilft bei leichteren depressiven Verstimmungen. Bei länger anhaltenden Depressionen sind unbedingt die zuallererst genannten Ursachen zu prüfen. Möglicherweise müssen die Zähne saniert und das Amalgam gegen Gold, Porzellan oder Kunststoff ausgetauscht werden (wichtig ist eine Allergieprüfung auf Verträglichkeit). Bei einem Übermaß an Giftstoffen im Organimus hilft am besten eine Fasten- und Reinigungskur, sowie Ernährungsumstellung auf Vollwertkost oder vegetarische Kost. Lassen Sie einen guten Rutengänger kommen, um Schlaf-, Wohn- und Arbeitsplatz auf Störfelder zu untersuchen und evt. umzustellen. Hormonelle Umstellungsprobleme werden am besten mit der Homöopathie reguliert, nicht mit künstlichen Hormonen!

Ähnliches wie beim Stichwort Angst gilt auch für Depressionen: sie sind ein Alarmsignal der Seele, daß wir uns bewußt, schöpferisch und konstruktiv mit den positiven Seiten des Lebens beschäftigen, daß wir unsere Lernaufgaben annehmen und auch Verantwortung für die Folgen früherer Fehlentscheidungen oder falscher Gewohnheiten (im Essen, Trinken, Drogengenuß, eingefahrenen Verhaltensweisen, Charakterentwicklung, sozialen, wirtschaftlichen oder kulturellen Interessen und Errungenschaften usw.) akzeptieren. Dieses Annehmen unserer jetzigen Lebenslage als Konsequenz einer langen Kette von Verhaltensweisen in bestimmten Situationen bildet eine wesentliche Grundlage für unsere Heilung bzw. Lösung von Depressionen. Wenn wir erkennen, daß wir unser Schicksal weitgehend selbst gestaltet haben, können wir leichter erfassen, daß auch in uns selbst wiederum die Kraft steckt, Neues zu schaffen. Der erste Schritt, jetzt, heute, ist der wichtigste – nicht die Sorge, was der zweite, dritte oder gar tausendste Schritt sein könnte. Zuversicht gewinnen wir durch Affirmationen – wie Sie sie zum Beispiel zu den Bach-Blüten finden im Buch »Die richtige Schwingung heilt« oder in den »Bach-Blüten-Farbkarten« – durch Meditation und Gebet.

Farbtherapie:
Die Farbe *Orange* hilft ganz allgemein zur Förderung der Lebensfreude und gegen Verkrampfungen und Kontraktionen – man kann sie vor allem auf die Mitte der Schamhaargrenze strahlen; vorn am großen Zeh gibt es einen Punkt, der mit Orange bestrahlt werden sollte. *Violett* hilft, um Gedanken zu reinigen, und um Schlacken aufzulösen.

Bach-Blüten:
Aus der Gruppe 6, »Mutlosigkeit, ...«: *Crab Apple, Oak, Star of Bethlehem, Elm, Sweet Chestnut, Pine* und *Larch.*

ESS- UND TRINKGELÜSTE

Symptombild:
Sowohl kurz vor der Periode, wie während der Schwangerschaft und in den Wechseljahren machen sich mitunter »eigenartige« Eß- und Trinkgelüste bemerkbar. Man hat einen unbändigen Appetit auf Süßes in jeder Form, besonders auf Scholokolade, Pralinen und Kuchen, oder auf Salzig-deftiges, Geräuchertes bzw. Saures. Trinkgelüste auf süße Likörs und andere Alkoholika sowie auf Cola-Getränke gehören zu den bekannten Trinkgelüsten.

Ursachen und Bedeutung:
Bei allem extremen Eßverlangen handelt es sich körperlich um einen Mangel an bestimmten Vitaminen und Mineralen im Körper. Ausnahme: falls Parasiten im Organismus vorhanden sind, die den gesamten Mineral- und Vitaminhaushalt »ausräubern«. Ungewohnte und eigenartige Eßgelüste haben oft psychische Ursachen. Am häufigsten spielt Sehnsucht nach Liebe bzw. Liebesverlangen eine Rolle. Extremes Verlangen im Trinken bezieht sich entweder auf »Liebesersatz«, wenn sich das Verlangen auf die Süße von Likören usw. bezieht; oder es geht um ein »Herunterspülen«, ein Unterdrücken von nicht verarbeitetem Kummer, Ärger oder Unbefriedigtsein, falls der Alkohol im Vordergrund der Trinkgelüste steht. Manchmal trinken wir uns auch »Mut« an.
Esoterisch gesehen geraten wir in ein Ungleichgewicht, weil sich psychosomatische Vorgänge, Erfahrungen und Erwartungen nicht ohne weiteres in Einklang bringen lassen mit den geistigen und spirituellen Hoffnungen und Zielsetzungen. Es geht darum, ob wir ein Gefühl der inneren Leere oder der Enttäuschung über das Nichterreichen von selbst gesteckten Zielen (meist unbewußt) als Anlaß nehmen, uns »etwas Gutes zu tun«. Wir suchen eine Ersatzbefriedigung. Wenn wir Appe-

tit auf etwas Saures haben, fehlt uns schöpferische Yin-Kraft, mit deren Energie Frauen neues Leben in sich entstehen lassen können. Gerade Schwangere haben deshalb oft Lust auf Saures, um diese Kraft stärker auszubilden. Große Gier auf Süßigkeiten gilt als Ersatz für ungestillte Liebessehnsucht, aber auch für Selbstliebe und Trotz. (In der Kakaobohne, also auch in Schokolade, ist ein Stoff enthalten, der ähnlich wie ein Sexualstimulans wirkt.) Gelüste auf Scharfes weisen auf Aggressionen hin, die nach innen umgeleitet werden. Wir erlauben uns nicht unsere innere Stärke, wir lassen unser »inneres Feuer« nicht nach außen wirken. Statt dessen »essen« wir »Feuer« – roten Pfeffer, Paprika, Chili – – quasi als Ausgleich nicht gelebter Yang-Kraft.

Behandlung:
Am wichtigsten ist die gesunde Ernährung mit Vollwertkost, weil so auf natürliche Weise das fehlende Vitamin B zur Verfügung gestellt wird (besonders B 6 und B 12). Notfalls empfiehlt sich eine Nahrungsergänzung in Form einer Vitamin B-Kur mit Tabletten oder Injektionen. Auch Vitamin E ist zumeist in erhöhter Dosis notwendig. Falls Parasiten die Ursache sind, ist zusätzlich China homöopathisch nützlich.
Vom spirituellen Standpunkt aus muß man sich um die Stärkung des Selbstwertgefühls bemühen, und um mehr Lebensfreude, vor allem durch einen Austausch von Zuwendung mit anderen Menschen. Wenn das in der Partnerschaft nicht (mehr) möglich ist (aus Zeitmangel, wegen einer »eingetrockneten« oder nicht mehr befriedigenden Beziehung), dann können Sport- oder Gruppenaktivitäten einen gewissen Ausgleich bieten. Auch der Aufenthalt in einer Kurklinik mit Gleichgesinnten[8] – am besten unter südlicher Sonne – kann Wunder bei der Harmonisierung der Eßgewohnheiten und der Psyche wirken.

Farbtherapie:
Grün auf das Herzchakra, *Rosa* auf das Herz – bei Gefühlen von Einsamkeit; *Gelb* am Ende des Brustbeins – bei Mangel an Urvertrauen in das Leben; *Rot* auf das Steißbein – bei Unsicherheit.

Bach-Blüten:
Aus der Gruppe 4, »Einsamkeit«: *Heather*; aus der Gruppe »Unsicherheit«: *Wild Oat, Gentian, Hornbeam.*

FALTEN

Symptombild:
Die Spannung des Bindesgewebes läßt altersbedingt im Laufe der Jahre nach. Vorzeitige Falten entstehen vor allem aufgrund von Kummer, Sorgen, Streß, Überlastung, mangelnder Bewegung, falscher Ernährung und »innerer Austrocknung«, also einem extremen Mangel an Flüssigkeitsaufnahme.
Unter den Zellsalzen nach Dr. Schüssler ist Silicea D 12, das man auch biochemisches Kosmetikum nennt, geeignet, einer vorzeitigen Faltenbildung vorzubeugen und das Bindegewebe wieder zu straffen. Die Dosierung ist natürlich sehr individuell – ich empfehle meinen Patientinnen oft, jeden Abend für eine 6-Wochenkur vier Lutschtabletten zu nehmen.
Gute Hautfeuchtigkeitlotions, die einen hohen Anteil an reinem Aloe Vera-Extrakt enthalten, wirken unter der Tagescreme von außen gegen Falten. Nach jedem Duschen und Baden sollten wir unsere Haut gut eincremen oder einölen.
Falls die Falten nicht altersbedingt sind, sondern auf psychische Faktoren zurückgehen, zum Beispiel auf Kummer und Sorgen, empfehle ich von den **Bach-Blüten:**
aus der Gruppe 7, »Übertriebene Sorge…«: *Rock Water*;
aus der Gruppe 5, »Überempfindlichkeit…«: *Walnut, Holly.*

FOLGEN VON FEHLGEBURT, ABTREIBUNG, ABGANG

Symptombild:
Jedes Ereignis dieser Art bewirkt sowohl für unseren Organismus wie für unsere Seele große Belastungen, Veränderungen und Herausforderungen. Offensichtlich ist der physische Blutverlust, damit einher geht aber fast immer auch ein psychischer »Blutverlust«, also ein Ausfließen oder Wegsickern von Gefühlen, Vertrauen und Lebensmut, schlechthin von Leben. Sehr viel mehr Frauen, als es Männer gemeinhin wissen, haben bereits Fehlgeburten, Abtreibungen oder Abgänge erlebt. Ich schätze, daß gut drei Viertel aller erwachsenen Frauen solche Ereignisse durchlitten haben. Zum Symptombild gehört vor allem all das, was unter dem Stichwort »PMS-Syndrom« aufgeführt und deshalb hier nicht wiederholt wird.
Auf die körperlichen und emotionalen Ursachen von Fehlgeburten, Abtreibungen und Abgängen kann ich an dieser Stelle nicht ausführlich eingehen. Das wäre medizinisch unverantwortlich – dazu bedarf es eines eigenen Buchs. Zu den spirituellen Hintergründen möchte ich aber wenigstens einige wenige Bemerkungen machen, die für Sie eine Anregung darstellen können, Sinn auch in solchen Ereignissen zu erkennen.
Die Tatsache, daß unser Körper, unsere Seele und unser Geist (noch) nicht bereit sind, neues Leben auszutragen, findet karmisch gesehen seine Entsprechung darin, daß die betreffende Seele, die sich angekündigt hatte, in ihrem Seelenentwicklungsplan ja ausgesucht hatte, um diese Erfahrung zu machen. Das sollte nicht als billige Entschuldigung für mutwillige Abtreibungen mißverstanden werden – im Gegenteil. Es ist ein Plädoyer dafür, daß wir (wieder) ein Urvertrauen entwickeln in die Existenz einer natürlichen, höheren Ord-

nung, in der es keine »Fehler« und nichts »Falsches« gibt, und in der der Selbstwert der Frau nicht durch unverständige, engherzige oder gar intellektuell-dogmatische Männerurteile über diese Vorgänge bestimmt werden darf. Chris Griscom hat in ihrem Buch »Zeit ist eine Illusion« über diese Zusammenhänge einiges Bedenkenswertes geschrieben. Wir Frauen kämpfen meist zutiefst mit uns selbst, wir entwickeln Schuldgefühle, verzweifeln, denken uns in Sünde und als schlecht infolge von Fehlgeburten, Abtreibungen und Abgängen. Ich nehme alle drei Vorgänge dabei bewußt zusammen, damit wir uns gar nicht erst in eine von Männerideologien aufgezwungene Differenzierung »guter« (Abgänge und Fehlgeburten) und »böser« (Abtreibungen) Vorgänge drängen lassen.
Während der Menopause kommen solche früheren Ereignise, die vielleicht im Laufe der Zeit vergessen oder verdrängt wurden, oft wieder in das Tagesbewußtsein. Damit verbunden sind dann oft Hader mit dem Schicksal oder mit Gott, bzw. es tauchen späte Schuldgefühle oder Trauer auf, weil man meint, die eigene Weiblichkeit sei nicht so erfüllt worden, wie dies einem verinnerlichten Bild entspräche.

Behandlung:
Die folgenden Vorschläge beziehen sich *nicht* auf die Behandlung von Fehlgeburten, Abgängen oder Abtreibungen, sondern *nur* auf aktivierte Erinnerungen, die später, zum Beispiel während der Menopause, im Rückblick auf frühere Ereignisse psychosomatische Schmerzen auslösen – also quasi als psychosomatische Spätfolgen.
Homöopathisch wird *Arnica* helfen, als generelles Wundheilmittel;
dazu kommen eventuell *Bellis*, speziell für die Gebärmutterheilung;
Lachesis, bei Blutergüssen und Gefahr von Blutvergiftung;

Calcium carbonicum, Lycopodium oder *Sepia*, wenn man sich nach dem Ereignis sehr schwach gefühlt hat;
Platin oder *Ignatia*, wenn noch Kummer, Trauer und Depressionen im Zusammenhang mit dem Geschehen bestehen;
Pulsatilla, bei Weinerlichkeit;
Nux vomica, wenn man sich Betäubungsmitteln, besonders Alkohol, zuwendet.
Bei Neigung zu ungewünschten Abgängen und Fehlgeburten fehlt evt. das Spurenelement Zink, welches dann in unterschiedlicher Form zugeführt werden sollte (zum Beispiel als »Zink-Orotat« oder Zincum oxydatum D 6 oder D 12).
Meditation, intensive Beschäftigung mit Karma und Lebenssinn, evt. eine sogenannte Rückführung mit der Absicht, dem betreffenden Wesen auf der Seelenebene zu begegnen und den Sinn des Geschehens gemeinsam zu klären – das sind wertvolle emotionale und spirituelle Ansätze, um mit Fehlgeburt, Abgang oder Abtreibung umzugehen.

Farbtherapie:
Gelb an das Ende des Brustbeins strahlen, um das Urvertrauen wieder zu finden; *Grün* auf das Herzchakra und *Rosa* auf das Herz, um Herzblockaden zu lösen; *Violett* auf den Scheitelpunkt des Kopfes und *Magenta* auf die Mitte des Hinterhauptes über dem Nacken, um sich für geistige Ebenen und das karmische Verständnis zu öffnen.

Bach-Blüten:
Aus der Gruppe 1, »Angst«: *Mimulus* (bei stillen, heimlichen Ängsten), *Aspen* (bei unerklärlichen Ängsten), eventuell *Red Chestnut* (beim Leiden um andere, wenn man zum Beispiel mit der Seele, die sich wieder verabschiedet hat, noch Verbindung aufrecht erhält bzw. erhalten will);
aus der Gruppe 4, »Einsamkeit«: *Impatiens* (bei Ungeduld über eine ersehnte, aber nicht verwirklichte Schwangerschaft);

aus der Gruppe 6, »Mutlosigkeit, Verzweiflung«: *Crab Apple* (wenn man das Bedürfnis spürt, sich »reinigen« zu müssen), Larch (man hat die Hoffnung nicht aufgegeben, schwanger zu werden, fühlt sich aber zu mutlos), *Pine* (wenn man sich Vorwürfe macht und unter Schuldgefühlen leidet), *Willow* (wenn man sich als Opfer des Schicksals fühlt);
aus der Gruppe 7, »Übertriebene Sorge um andere«: *Rock Water* (man geht mit sich selbst zu hart ins Gericht), *Beech* (»Jeder Mensch trägt Verantwortung für sein eigenes Leben. Ich lerne zu erfahren, was meine Verantwortung ist.«) Das letzte Zitat ist ein Beispiel für die positiven Affirmationen zu den Bach-Blüten, die mein Mann und ich ausgearbeitet haben.

GEFÜHLSSCHWANKUNGEN

Symptombild:
Unbegründete Hochs und Tiefs, Unsicherheit, Weinerlichkeit (siehe auch dort), Launen, Empfindlichkeit, Traurigkeit, unbegründete Wechsel in Ab- und Zuneigung zu einer Person, unvermittelte Lebensfreude wechselt mit melancholischen Anwandlungen...

Ursachen und Bedeutung:
Meistens sind Hormonschwankungen die Ursache. Die Folgen künstlicher Hormone sind bekannt. Unser Hormonsystem reagiert im Zusammenspiel mit der Hypophyse feiner als unser Nervensystem. Zwischen dem Hormonsystem und unserem Gefühlsleben besteht eine enge Wechselbeziehung. So reagieren wir gefühlsmäßig, wenn zum Beispiel durch Wetterwechsel, Tiefdruck oder natürliche Hormonschwankungen im Organismus unsere Hypophyse ihre Steuerung des Hormonsystems verändert bzw. verändern muß. Umgekehrt wir-

ken auch Gefühlsschwankungen, die von außen ausgelöst werden – zum Beispiel durch ein Kompliment, eine Kritik, Erfolg oder Mißerfolg – über die Hypophyse, den »Seismographen« für feinste Schwingungen und die Brücke zwischen Körper, Geist und Seele, zurück auf das Hormonsystem. Wir befinden uns wie im stürmischen Meer. Wir haben (noch) keinen Anker = Urvertrauen geworfen. Oft steckt dahinter eine noch nicht gelöste Problematik vom Elternhaus – wir fühlten uns zuhause nicht sicher. Wir haben kein wirkliches Vertrauen oder echten Glauben an uns selbst entwickelt.

Behandlung:
Meditation; Bewegung in freier Natur; Sonne; sportliche Betätigung.
Nachtkerzenöl (Vitamin E).
Homöopathisch kann allgemein *Nux vomica* sinnvoll sein; bei Überempfindlichkeit *Camomilla*; bei zu starker Belastung durch eine Vielzahl von Eindrücken *Phosphor*.

Farbtherapie:
Harmonisierung der feinstofflichen Kraftzentren (Chakras) durch entsprechende Bestrahlung; siehe auch Chakraübung auf Seite XX; besonders *Blau* auf das »dritte Auge« und *Rot* auf das Steißbein.

Bach-Blüten:
Aus der Gruppe 5, »Überempfindlichkeit...«: *Centaury*;
aus der Gruppe 2, »Unsicherheit«: *Wild Oat, Scleranthus, Cerato, Gentian*.

»GEHEIMTIPS«

An dieser Stelle möchte ich Ihnen einige meiner persönlichen Gesundheitstips weitergeben, die sich nicht auf spezielle Beschwerden beziehen, sondern auf die allgemeine Gesundheitspflege.

- Natürliches Vitamin E, als »Nachtkerzenöl«, lindert bzw. behebt fast alle Beschwerden im Zusammenhang mit Menstruation und Menopause.
- Natürliches Vitamin B beugt Nervenschwäche und Energielosigkeit vor, bzw. gleicht sie aus.
- Natürliches Vitamin A hilft der Haut.
- Natürliches Vitamin C hilft, neue rote Blütkörperchen zu bilden. Alle Vitamine empfehle ich hochdosiert.
- Silicea D 12 von den Schüsslermitteln fördert die Elastizität der Haut.
- Organisches Germanium (GE-132, leider sehr teuer) hilft den Körperzellen, Sauerstoff aufzunehmen, stärkt das Immunsystem und wirkt »anti-viral« (gegen Viren) und antifungal (gegen Pilze). Organisches Germanium GE-132 gibt einen wesentlichen natürlichen »Energieschub«; Mindestdosis als Heilmittel 100 bis 150 Milligramm. Es ist in Spuren auch im »Königsteiner Wasser« in den viereckigen Flaschen enthalten und in der »Dunaris-Quelle« (fragen Sie im Reformhaus).
- In den USA nehmen viele Frauen »Spirulina«, die sogenannten blau-grünen Algen, die mit ihrem hohen Beta-Karotin-Gehalt zur Stärkung des Immunsystems beitragen und gegen Krebs wirken – was von Universitätstudien inzwischen bestätigt wird.
- Wer es verträgt und keine Allergien gegen Bienenextrakte hat: Gelee Royale und schonend aufgeschlossene Blütenpollen stärken die Widerstandskraft und das Immunsystem, begünstigen die Heilungsprozesse von Krankheiten nachhaltig, kräftigen die Libido und bieten dem Körper alle wichtigen Bausteine des Lebens.

- Altbewährt sind die Kräfte der Ginseng-Wurzel, erhältlich als Tee und als Extrakt. Sie stärkt die Manneskraft und die Nervenkraft der Frau.
- Viel klare, ungebundene Flüssigkeit trinken – Wasser und leichte Kräutertees. Es ist Unfug, wenn manche Ärzte meinen oder sogar schreiben (wie ich es kürzlich lesen mußte), daß man in der Periode nicht so viel trinken solle, damit die Blutung nicht zu stark würde. 8 bis 10 Gläser pro Tag ist das Minimum für die Entgiftungsarbeit gesunder Nieren.

GEWICHTSVERÄNDERUNGEN

Symptombild:
Wesentliche Gewichtsabnahme oder Gewichtszunahme, ab ca. 2 bis 3% des Körpergewichts.

Ursachen und Bedeutung:
Für Gewichtsveränderungen – wenn sie nicht im Rahmen eines sinnvollen Reinigungs- und Fastenplans erfolgen – gilt allgemein, daß sie durch einseitige, falsche Ernährung verursacht werden. Geringfügige Schwankungen sind normal – so nehmen die meisten Frauen zum Ende des Zyklus, zur Periode hin, leicht zu. Auch in der Menopause wenden sich viele Frauen – aus Kummer oder aus physiologisch begründeter »Gier« – mehr dem Essen und Trinken zu als zuvor (siehe auch Eß- und Trinkgelüste). Wenn der Vitamin-Haushalt in Ordnung ist, speziell der Vitamin B-Haushalt, gibt es jedoch keinen hormonellen Grund, daß Frauen in den Wechseljahren zu- oder abnehmen sollten.
Gewichtsabnahme geht häufig auf kräftezehrende Krankheiten (auch Tumore) zurück, einen Mangel an Erholung, zu anstrengende Arbeit oder auf Kummer, besonders auf Liebeskummer (siehe dort); evt. auch auf Parasiten (»Bandwurm«

o. a.) oder Störzonen. Eine hochgradige Schilddrüsenüberfunktion müßte eventuell auch in Betracht gezogen werden. (Magersucht wäre eine regelrechte Krankheit, die sich in nahezu totaler Nahrungsverweigerung ausdrückt. Bei Magersucht muß ein/e kompetente/r BehandlerIn aufgesucht werden.) Gewichtsabnahme deutet spirituell auf Selbstablehnung, Realitätsverlust oder religiös übersteigerte Askese hin.

Gewichtszunahme beruht häufig darauf, daß wir zu wenig trinken – vor allem klares Wasser –, weil die Niere dann dem Organismus den »Notauftrag« gibt, viel Flüssigkeit zu speichern, weil sie selbst, die Niere, nicht genügend bekommt. »Verstopfung« wird durch falsche Ernährung, aber auch durch psychosomatische Faktoren ausgelöst – wie Kummer. Verstopfung vor der Periode ist nicht selten; sie hängt mit der Funktion des Vagus-Nervs zusammen – dessen Anspannung sich erst mit der Menstruation wieder löst. Auch eine Schilddrüsenunterfunktion kann zu Gewichtszunahme führen. (»Freßgier« bei Neigung zu Korpulenz erfordert genau wie die Magersucht eine kompetente Krankheitsbehandlung – wobei die Funktion der Hypophyse, das Hormonsystem und der Vitamin B-Haushalt eine besondere Rolle spielen, sowie eine psychologische Beratung und »Umstimmung«.) Vielleicht sind Sie aber auch schwanger?

Gewichtszunahme deutet spirituell auf ein falsch gelenktes Schutzbedürfnis für andere hin (»Gluckenbewußtsein«), auf ein übergroßes Lebensverlangen, bzw. bei stark medial veranlagten Menschen auf eine »Erdung« zum Ausgleich der transzendentalen Kontakte. Chronische Verstopfung weist esoterisch auf die Lernaufgabe hin, Menschen, Ideen, Vorstellungen, alte Verhaltensmuster oder Dinge auch einmal loszulassen (im Extremfall ist Verstopfung eine Wirkung von Geiz).

Behandlung:
Bei starker Gewichtsabnahme muß der/die BehandlerIn prüfen, ob Parasiten im Organismus sind, eine extreme Schilddrüsenüberfunktion vorliegt, oder bislang nicht erkannte Krankheitsherde. Mehr körperliche Bewegung, möglichst an der frischen Luft; mehr Erholung; Bitterstoffe zur Anregung des Appetits (u.a. Bittertees wie Wermut und Löwenzahn); ausgewogener und »besser« essen; lieber Butter statt Margarine! (Margarine trocknet den Darm aus); sich mehr Zeit zum Essen nehmen und mit mehr Spaß essen – das alles sind allgemeine, aber sehr probate Hilfen.
Bei unerwünschter Gewichtszunahme mehr klare Flüssigkeit trinken (8 bis 10 Gläser gutes Wasser, teils auch leichte Kräutertees oder verdünnte Fruchtsäfte pro Tag); für gute Verdauung sorgen – nicht mit Abführmitteln (die die Darmschleimhaut angreifen oder sogar zerstören), sondern indem Sie genügend frisches Obst und frisches Gemüse, sowie Rohkost und Vollwertkost essen. Pflanzliche Hilfen für eine bessere Verdauung sind u.a. Sauerkrautsaft, Galleelixiere (aus dem Reformhaus), pflanzliche (vegetarische) Enzyme. Sie können den Morgen auch mit einem Glas lauwarmen Wassers oder einem Glas frisch ausgepreßten Fruchtssafts (wenn Ihre Magenschleimhaut das verträgt) beginnen, um so eine Voraussetzung für die geregelte Verdauung zu schaffen. Es kann auch sinnvoll sein, jeden Morgen die gesamte Bauchregion sanft in kreisenden Bewegungen zu massieren. Auch manche Yogaübungen – zum Beispiel Nauli Banda – helfen hier. Eine überwiegend sitzende Tätigkeit erfordert natürlich einen gehörigen körperlichen Ausgleich!

Farbtherapie:
Bei Verstopfung strahlen Sie – am besten mit einer Farbakupunkturlampe – erst mit *Rot* eine Minute, dann mit *Grün* eine

Minute in die Kuhlen links und rechts an den Nasenflügeln; auf die gleiche Weise auch auf den Winkel in der Mitte des kleines Hügels, der sich zwischen Daumen und Zeigefinger bildet, wenn Sie den Daumen an die Hand anlegen.

Bach-Blüten:
Aus der Gruppe 5, »Überempfindlichkeit...«: *Walnut*; aus der Gruppe 4, »Einsamkeit«: *Heather*;
aus der Gruppe 7, »Übertriebene Sorge...«: *Rock Water*.

HAARPROBLEME

Symptombild:
Haarausfall, matte und brüchige Haare, oder zu starker Haarwuchs (nicht nur am Kopf!) stellen für jede Frau eine unliebsame Begleiterscheinung von Störungen und Umstellungen im Organismus dar.

Ursachen und Bedeutung:
Die häufigste Ursache für Haarausfall und matte, brüchige Haare ist eine Überfunktion der Schilddrüse, die zum Beispiel durch erhöhte radioaktive Belastungen, durch Hormongaben, oder zu viel Zeit vor Fernsehschirm oder Computerschirm ausgelöst wird. Sowohl in der Menopause wie auch davor können natürliche Hormonumstellungen und -schwankungen ebenfalls zeitweise zu einer Überfunktion der Schilddrüse führen. Oft liegt ein Ungleichgewicht im Mineralhaushalt vor. Weitere Ursachen sind Giftstoffe (zum Beispiel Medikamentenmißbrauch oder Parasiten im Körper), die den Organismus belasten; oder es liegen langanhaltende Erschöpfungszustände vor. Leider führen schlechte Haarfärbemittel ebenso zu matten und brüchigen Haaren.
Zu starker Haarwuchs wird durch eine falsche Hormonsteue-

rung verursacht – entweder erneut durch Hormoneinnahme oder durch körpereigene Streßhormone. Chemotherapie und Bestrahlungen führen als Nebenwirkung bekanntlich häufig zu Haarausfall.

Der psychologische Hintergrund von Haarproblemen ist häufig darin zu sehen, daß man meint, unbedingt alles selber machen zu sollen (meist aus Sorge, daß es andere nicht richtig machen) und sich dadurch selbst Streß schafft.

Behandlung:

Bei Haarausfall und matten, brüchigen Haaren sind auf jeden Fall die Mineralsalze nach Dr. Schüssler wertvoll, besonders Silicea D 12, Calcium phos. D 6.

Homöopathisch wirkt bei Haarausfall und matten, brüchigen Haaren oft *Causticum*; manchmal ist auch *Thallium* angezeigt; bei Haarausfall aufgrund absoluter Erschöpfung, beispielsweise durch nicht auskurierte Beschwerden, ist *Carbo vegetabilis* angezeigt.

Daß die allgemeinen Grundregeln – mehr Licht, Luft und Sonne, gute Ernährung, mehr Zeit für sich selbst, schlechte Haarmittel (ätzende Shampoos gegen Schuppen oder formaldehydhaltige Mittel) vermeiden, künstliche Hormongaben absetzen – hier in besonderen Maße gelten, versteht sich von selbst. Sowohl bei Haarausfall wie bei zu starkem Haarwuchs ist der Vitamin B-Komplex sinnvoll bei Streß-Ursachen, sowie die Vitamine A und E generell. Bei zu starkem Haarwuchs kann Lycopodium homoöpathisch wirken.

Farbtherapie:

Grün rund um dem Bauchnabel strahlen.

Bach-Blüten:

Aus der Gruppe »Übertriebene Sorge...«: *Beech, Vervain.*

HARNBESCHWERDEN

Symptombild:
Am häufigsten ist dabei unwillkürlicher Harnfluß; ebenfalls relativ oft wird Brennen beim Harnlassen gespürt. Harnverhaltung ist ein weiterer Aspekt von Harnbeschwerden.

Ursachen und Bedeutung:
Erschöpfungzustände, die einem meist selbst gar nicht bewußt sind (zum Beispiel infolge nicht ausreichend auskurierter, länger zurückliegender Krankheiten), gehören zu den wichtigsten Ursachen von unwillkürlichem Harnfluß, vielleicht gibt es aber auch Parasiten im Darm. Wenn das Harnlassen brennt, liegt meist eine Erkältung vor; man beobachtet auch häufig chronisch kalte Füße. Eventuell handelt es sich auch um einen bakteriellen Infekt oder um Pilzbefall. Unter Umständen muß auch auf eine Geschlechtskrankheit hin untersucht werden. Manche Medikamente und scharfe Gewürze können ebenfalls zu brennendem Harn führen. Auch wenn man zu wenig klares Wasser trinkt bzw. zu viel konzentrierte Fruchtsäfte, ist brennender Harn die Folge.
Harnverhaltung geht meistens auf Erkältungen zurück, auf Fieber und wiederum darauf, daß man zu wenig klares Wasser trinkt. In einigen Fällen geht Harnverhaltung auf eine allergische Reaktion gegen Wespen- oder Bienenstiche zurück (die eventuell länger zurückliegen, und erst durch die Aufnahme tierischen Eiweißes aktiviert wird).
Enttäuschungen, sich gekränkt fühlen und beleidigt sein sind emotionale Auslöser von Harnbeschwerden. Die Chinesen sagen: »Seelische Konflikte sitzen in den Nieren!« Dies gilt vor allem für Partnerschaftsprobleme, die sich oft in Nierenbeschwerden bemerkbar machen.

Behandlung:
Bei unwillkürlichem Harnfluß nimmt man gern *Causticum*, bei Parasitenbefall als Ursache *China* – beides homöopathisch. Bei Erkältungsursachen von Harnverhaltung und brennendem Harn empfiehlt es sich, viel Kräutertees zu trinken, vor allem Zinnkrauttee, für warme Füße zu sorgen (eventuell Wechselfußbäder nehmen). Homöopathisch wirkt oft *Aconit, Belladonna* oder *Dulcamara*.

Farbtherapie:
Mit *Blau* links und rechts in den Leisten bestrahlen; mit *Orange* an der Mitte der Schamhaargrenze.

Bach-Blüten:
Bei Erschöpfung: *Rescue Remedy*;
oder aus der Gruppe 6, »Mutlosigkeit...«: *Crab Apple, Oak.*

HERPES (Herpes simplex oder Epstein-Barr)

Symptombild:
Herpes fängt mit einem juckenden roten Fleck an, der anschwillt, und in dessen Mitte ein eitergefülltes schmerzendes Bläschen entsteht. Nachdem die Bläschen zunächst jucken, brennen sie oft oder stechen. Herpes simplex tritt meist an den Lippen auf, am Gesäß oder an den Genitalien. Herpes simplex beruht auf Windpockenviren. Es darf nicht mit der Gürtelrose, Herpes zoster, und mit anderen Herpesformen verwechselt werden. Genital-Herpes ist meist Herpes simplex – bitte suchen Sie aber gegebenenfalls Ihre/n Gynäkologin/en auf!

Ursachen und Bedeutung:
Wenn Hormonschwankungen, wie bei der Menstruation oder in der Menopause, zusammenfallen mit zu großen körperli-

chen und/oder geistigen Streßbelastungen und weiteren Faktoren, wie geopathischen Störzonen, belastenden elektromagnetischen Strahlungen oder irritierenden Mondphasen wie Vollmond oder Neumond oder astrologischen Mondquadraten, werden Viren, die bereits im Organismus in den Nervenganglien »schlummern«, aktiviert. Die Abwehr des Körpers ist durch die Summe der erwähnten Faktoren geschwächt, das Immunsystem funktioniert nicht mehr so, wie es eigentlich sollte, die Viren »wachen auf« und beginnen ihr Werk. Meistens lösen emotionale Schocks oder körperliche Schwächezustände die Aktivierung der Herpesviren aus. Es handelt sich sozusagen um das Resultat einer Verkettung von Überbelastung, Mondstellung, Menses und emotionalem Ereignis.
Spirituell gesehen bedeutet das Auftreten von Herpes, daß man sich auf nicht direkt faßbare Weise emotional angegriffen fühlt. Man fühlt sich bedroht und sucht unbewußt oder bewußt Schutz für das eigene Gefühlsleben. Oft spielen auch uralte archetypische oder karmisch bedingte Schuld- und Sühnevorstellungen bzw. -prägungen eine Rolle. Eigene Aggressionen will man nicht wahrhaben. Es entsteht das Gefühl, daß das eigene Schutzschild nicht ausreicht. Man sollte versuchen, sowohl analytisch als auch intuitiv zu denken und die Umstände anzunehmen lernen. Ein dritter Grund ist die – meistens unbewußte – Ablehnung der eigenen Weiblichkeit bzw. weiblicher Gefühle.

Behandlung:
Bei Herpes läßt sich zur Zeit im Regelfall nur vorübergehende Linderung und Abheilung von Herpesbläschen erreichen; lebenslang gültige vollständige Heilungen sind selten, weil sich die Viren in den Nervenganglien praktisch für im-

mer festgesetzt haben. Cortison unterdrückt Herpes bestenfalls, es heilt aber nicht.
Ich empfehle Natrium mur. D6 von den Schüssler'schen Zellsalzen (Mineralsalzen) zur lokalen Behandlung von Herpesbläschen. Man verreibt 3 bis 4 Tabletten mit Wasser zu einem weißlichen Brei und trägt ihn lokal auf die betroffenen Stellen auf. Das lindert und fördert den Abheilungsprozeß, der bei ca. zweimaligem Auftrag am Tag ca. ein bis sechs Tage dauert. Je schwächer die Abwehrkräfte sind, desto länger dauert der Abheilungsprozeß. Die DHU, die bedeutendste Herstellerfirma von Schüsslermitteln, empfiehlt Kalium chloratum D6 Salbe bei »herpesartigen« Ausschlägen mit entzündeten Bläschen.
Zusätzlich zur lokalen Behandlung empfiehlt sich Vitamin B, der gesamte Vitamin B-Komplex, in Tablettenform oder als Injektion. Wenn Herpesbläschen aufgrund von Schwäche in der Menstruationsphase auftreten (durch Blutverlust oder durch psychische Labilität), und praktisch alle vier Wochen akut werden, sollte die Vitamin B-Dosis deutlich erhöht bis verdoppelt werden.
Homöopathisch sind oft angezeigt

- *Hepar sulf*
- *Dulcamara*
- *Natrium mur*
- *Acid. Nitricum*
- *Rhus tox.*

Aus eigener Erfahrung kann ich Ihnen auch organisches Germanium GE-132 in relativ hohen Dosen empfehlen.

Farbtherapie:
Mit *Grün* und *Blau* lokal bestrahlen, ohne die Haut dabei direkt zu berühren; mit *Rot* am Steißbein zur Aktivierung des körpereigenen Abwehrsystems.

Bach-Blüten:
Aus der Gruppe 5, »Überempfindlichkeit...«: *Holly, Walnut;*
aus der Gruppe 2, »Unsicherheit«: *Hornbeam.*
Wenn die Belastungen des Abwehrsystems durch geopathische Störzonen und/oder elektromagnetische Strahlungen verursacht werden, sollten Sie eine/n gute/n seriöse/n RutengängerIn kommen lassen. Nach meiner langjährigen Praxiserfahrung lösen solche Störfelder und Strahlen etwa drei Viertel aller akuten Herpesfälle aus!

HERZBESCHWERDEN

Symptombild:
Herzbeklemmung, Herzstiche, Herzschmerzen (eventuell mit Ausstrahlung bis zum linken Arm), Herzrasen, arhythmische Herzschläge, Herzpoltern, Herzklopfen, Atemnot.

Ursachen und Bedeutung:
Bei anhaltenden bzw. intensiven Beschwerden muß ein Herzspezialist prüfen, ob eine organische Herzkrankheit vorliegt. Andere als organische Ursachen für Herzbeschwerden können sein: Aufregung, Schreck, Schock, Grippe, Nebenwirkung rheumatischer Beschwerden, Probleme in der Partnerschaft oder Verlust des Partners, Trauer, Kummer, Sorgen, Nebenwirkungen von Gebärmutter- und Eierstockerkrankungen, schwarzer Tee und Kaffee, natürlich Tabak»genuß«, zu üppige bzw. schwere Mahlzeiten, körperliche oder geistige

Überanstrengung, falsche Sitzhaltung, Hämorrhoiden, Parasiten, Störzonen und elektromagnetische Strahlungen, Angst, Einsamkeit, psychische Reizbarkeit bzw. Überempfindlichkeit, usw.
Spirituell gesehen sind Herzbeschwerden ein überdeutliches Signal für einen Mangel an überpersönlicher Liebe. Gefühle sind blockiert – entweder aufgrund von Einsamkeit, Verzweiflung oder Angst, oder, weil man sich selbst verschlossen hat. Oft fehlt der Mut, sich gegenüber einer erfahrungsgemäß feindseligen Umwelt wieder zu öffnen. Der Mangel an Urvertrauen in das Leben führt zu Unsicherheit und einem Kraftverlust bzw. Kraftmangel, eigenes Selbstwertgefühl aufzubauen. Wir trauen uns nicht, Liebe zu erleben und Liebe zu zeigen, weil wir Angst haben, keine Resonanz zu finden, (wieder) Enttäuschungen zu erfahren und uns dann wertlos zu fühlen.

Behandlung:
Wechselarmbäder heiß-kalt, wobei der Ellbogen mit eingetaucht sein soll, Fußbäder, unter Umständen Kneippbäder (wenn es sich nicht um eine akute Herzschwäche handelt). Ein altes Hausrezept empfiehlt, Kirschkerne in einem Leinenbeutel zu sammeln und über Nacht auf das Herz zu legen. Für Bewegung sorgen, damit der Kreislauf angeregt wird; beim Essen auf abwechslungsreiche, leichte Kost achten; hochprozentiger Alkohol ist strikt zu vermeiden, Tabak ohnehin. Bei Herzbeschwerden durch nervliche Belastungen, die von der Schulmedizin gern »vegetative Dystonie« genannt werden, »Herzgespann-Tee« – Leonorus cardiaca – trinken (im Kräuterladen oder in der Apotheke erhältlich). Ein weiteres wichtiges pflanzliches Heilmittel bei Herzbeschwerden ist Spartiol oder Diacard, Mischungen aus Pflanzenextrakten (rezeptfrei, in der Apotheke).

Magnesium phos. D 6 aus der Reihe der Schüssler'schen Zellsalze bei überforderten Nerven und Krämpfen (Aktiv- *und* Passivraucher leiden prinzipiell unter einem Magnesiumdefizit!); Kalium phos. D 6 bei geschwächten Nerven und Muskelschwäche, die bei starkem Flüssigkeitverlust auftreten (zum Beispiel infolge zu häufigen Stuhlgangs).

Aus der Homöopathie kommen in Betracht:
- bei Herzklopfen durch Bewegung: *Cactus, Digitalis, Lillium tigrinum, Spigelia*;
- bei Herzklopfen nach zu üppigem Essen: *Nux vomica*;
- bei Herzklopfen bei sitzender Tätigkeit: *Rhus-tox., Kalium, Spigelia*;
- bei Herzbeschwerden durch Grippe: *Iberis, Aconit, Gelsemium*;
- bei Folgen von Tee und Kaffee: *Agaricus, Coffea, Nux vomica*;
- bei Folgen von Tabakrauch: *Spartium, Convallaria, Kalium, Spigelia*;
- bei Herzbeschwerden als Folge von Gebärmutter- oder Eierstockerkrankungen: *Cimicifuga, Lillium tigrinum*;
- bei Schockzuständen und einem Gefühl, als ob ein kalter Wind um die Seele weht: *Aconit*;
- bei Kummer und Sorgen: *Ignatia*;
- bei starkem Flüssigkeitsverlust, einschließlich einer zu starken Periode bzw. starken Blutungen außerhalb der Menstruation (Arzt aufsuchen): *China*.

Allgemein gelten als wichtige homöopathische Herzmittel: *Cactus, Aconit, Apis, Arsenicum album, Bryonia, Digitalis, Spigelia, Kalium jodatum, Spongia, Strophantus, Spartium, Glonoinum.*

Farbtherapie:
Grün auf das Herzchakra in der Brustkorbmitte und Rosa auf das physische Herz; *Rot* auf das Steißbein zur Stärkung der Lebenskraft; bei akuter Herzschwäche notfalls *Magenta* kurz, das heißt 30 Sekunden, auf das physische Herz und auf den Punkt direkt unterhalb der Nase im Winkel zur Oberlippe; *Gelb* an das Ende des Brustbeins, wenn die Herzbeschwerden mit Angst und Beklemmungen zusammenhängen; *Türkis* an die Schilddrüse bei Beschwerden aufgrund von Schilddrüsenstörungen.

Bach-Blüten:
Rescue Remedy; aus der Gruppe 2, »Unsicherheit«: *Wild Oat, Cerato, Scleranthus*;
aus der Gruppe 3, »Mangelndes Interesse …«: *Chestnut Bud, Olive, Clematis, Honeysuckle*;
aus der Gruppe 4, »Einsamkeit«; *Heather, Water Violet.*

HITZE, AUCH HITZEWALLUNGEN UND HITZEWELLEN

Symptombild:
Was sich manchmal schon während des Menstruationszyklus ankündigt, ist für viele Frauen während der Menopause das Hauptübel der inneren körperlichen Umstellungen: Hitze. Völlig unverhofft kann sich diese Hitze auch ohne jede erregende Ursache einstellen – man bekommt ein heißes Gesicht, wird vielleicht sogar grundlos knallrot, oder spürt Hitzewellen und Wallungen, die sich von unten durch den ganzen Körper nach oben fortsetzen oder in umgekehrter Richtung verlaufen. Die Hitze kann auch mit Schweißausbrüchen verbunden sein – dann siehe auch dort.

Ursachen und Bedeutung:
Körperliche Auslöser für Hitze und Wallungen können vor allem sein:
- eine Überfunktion oder eine Fehlreaktion der Schilddrüse, zum Beispiel infolge von Hormontherapien, aufgrund radioaktiver Strahlung (auch aus der Umwelt oder bestrahlten bzw. verstrahlten Nahrungsmitteln);
- gestaute Venen (»dickes Blut«), beispielsweise weil man zu wenig klares Wasser trinkt oder weil die Lymphflüssigkeit gestaut ist (zu wenig Bewegung, falsche Ernährung);
- eine gestaute Pfortader (die Hauptvene vom Darm zur Leber);
- geopathische Störzonen und elektromagnetische Störfelder bzw. -strahlungen; – zu starke Sonneneinwirkung.

Emotionale Auslöser für Hitze können sein:
- bereits länger aufgestaute Spannungen im Gefühlsleben;
- vom Partner nicht beachtete Verliebtheit oder Liebe;
- angestautes Liebesbedürfnis, das im Liebesakt keine Erfüllung findet;
- unterdrückte Eifersucht;
- übertriebene Sorge oder Angst um Partner oder Familie, die einen »zuschnürt«;
- Erregungszustände aufgrund nicht verarbeiteter Träume;
- Wut, Enttäuschung, und Angst im Zusammenhang mit scheinbar erdrückenden zukünftigen Belastungen;
- Leiden unter selbstgewählter Einsamkeit.

Aus spiritueller Sicht gelten Hitzeerfahrungen in der Menopause (und während der Menstruation) als Hinweis darauf, daß wir unter mangelndem Selbstbewußtsein sowie mangelndem Urvertrauen in die überpersönlichen Kräfte des Lebens (sprich Gott, Schöpferkraft, innere Führung) leiden.

Behandlung:
Ich nenne wiederum nur homöopathische Hauptmittel – eine kompetente und gezielte individuelle Diagnose und Therapie sind, wie bei allen anderen Beschwerden, natürlich unerläßlich:

- Bei allen physisch bedingten Hitzebeschwerden, die mit Stauungen zusammenhängen, ist *Sepia* das Hauptmittel.
- Bei Hitze, oft auch durch zu starke Sonneneinwirkung und in Verbindung mit blitzartigen Kopfschmerzen, dazu brennenden Augen sowie brennenden Handflächen und Fußsohlen ist *Sanguinaria* das Hauptmittel.
- Wenn Eifersucht eine Rolle spielt, kann *Lachesis* gute Wirkung zeigen.
- Bei übermäßiger Besorgtheit um andere gibt man *Amylium nitrosum.*
- Bei Erregung durch Alpträume, bei Kummer und niederdrückenden Sorgen ist *Cimicifuga* angezeigt.
- Bei nicht erfüllter Liebessehnsucht kann *Cuprum metallicum* helfen.

Farbtherapie:
Möglichst großflächig mit *Blau* bestrahlen, notfalls speziell am Augenbrauenzentrum, dem sogenannten Dritten Auge oder dem sechsten Chakra; *Violett* auf den Scheitelpunkt.

Bach-Blüten:
Rescue Remedy; aus der Gruppe 7, »Übertriebene Sorge...«: *Rock Water, Vine, Vervain.*
Sie erinnern sich gewiß: Menopause, Klimakterium, Wechseljahre – schon die Begriffe wirken so »krankheitsbezogen« – müssen keineswegs mit Beschwerden verbunden sein, eigentlich auch nicht mit Hitzewallungen. Wie kann sie also von vornherein vermieden werden, auch während der Menstruation? Hauptsächlich durch richtige Ernährung, strikte Ver-

meidung von Schweinefleisch, viel Bewegung an der frischen Luft und in der Sonne – und einige homöopathische Unterstützung. Und im Ehe- und Partnerschaftsleben lockerer werden, sich nicht alles zu stark zu Herzen nehmen, nichts vom anderen erwarten, was dieser nicht geben kann. Und wenn sich dann doch Hitze unerwartet und manchmal »peinlich« bemerkbar macht, ebenfalls loslassen und sie nicht zu wichtig nehmen.

HYSTERIE

Dieses Wort kommt aus dem Griechischen und bedeutet dort »hystera« = Gebärmutter. Damit wird die gängige moderne Bedeutung relativiert.

Symptombild:
Nervliche Gereiztheit (manchmal auch Weinerlichkeit, siehe dort; eventuell auch Lach- oder Schreikrampf) – auch unterschwellig –, bis hin zum offenen Nervenzusammenbruch.

Ursachen und Bedeutung:
Hauptursache ist meist ein hormonelles Ungleichgewicht, während bzw. vor allem nach der Schwangerschaft und in der Menopause. Weiter sind als Ursachen zu nennen totale Erschöpfung und daraus folgende nervliche Überlastung, völlige körperliche Entkräftigung durch extreme Strapazen, langanhaltender zehrender Kummer, Folgen chronischer Schlafstörungen (siehe auch dort), zuviel Phosphor in der Nahrung (durch ein Übermaß an Cola-Getränken und Tiefkühlkost) und durch zuviel Zigarettenrauch.
Emotional gesehen sind hysterische Zustände ein Ausdruck des Schreis der Seele nach Hilfe bei schier überwältigend wirkenden Lebensanforderungen. Man fühlt sich alleingelassen. Aber hochgradige Eifersucht kann ebenfalls eine Auslö-

serrolle spielen, sowie starke sexuelle Erregung bei gleichzeitiger Existenz eines Schuldkomplexes in bezug auf Sexualität, oder Ablehnung von Intimkontakt, weil »man es nicht mehr nötig« hat.

Behandlung:
Alles, was zur Beruhigung der Nerven dient, ist sinnvoll. Neben medizinischen Mitteln helfen auch Entspannungsmassagen und Gespräche mit einem lieben, verständnisvollen Menschen.
Vitamin B-Komplex sowie Nachtkerzenöl (Vitamin E) und Zink bewähren sich zur nervlichen Harmonisierung. Alle aufputschenden (Nahrungs-)Mittel sollten vermieden werden (Koffein, Alkohol, Drogen). Baldrian-Tee wirkt gut und mild.

In der Homöopathie werden besonders empfohlen:
- bei Erschöpfung durch Kummer: *Ignatia*;
- bei starker unerfüllter sexueller Erregung: *Lilium tigrinum* oder *Crocus*;
- bei (vermeintlich) erloschenem Liebesverlangen: *Platinum*;
- bei Eifersucht: *Hyoscyamus*;
- bei Lach- und Weinkrämpfen: *Moschus* oder *Nux moschata*;
- bei hysterischen Anfällen *Stramonium*.

Farbtherapie:
(Indigo-)Blau auf die Stirn strahlen zur Harmonisierung der Hypophysentätigkeit (am »dritten Auge«); *Grün* auf das Herzchakra und *Rosa* auf das Herz.

Bach-Blüten:
Aus der Gruppe 4, »Einsamkeit«: *Impatiens*.

IDENTITÄTSKRISE

Dieses Stichwort berührt den wahren Kern fast aller vermeidbarer Beschwerden in der Menopause. Es geht um das Wesentliche im Leben, um unser innerstes Wesen, um unsere Lebensbestimmung. Obwohl dies keine »medizinischen Beschwerden« sind, gehört das Thema »Identität« unmittelbar zum Problemkreis Wechseljahre.
Viele Frauen werden jetzt zum ersten Mal bewußt damit konfrontiert, daß unser irdisches Leben vom Zeitpunkt der Geburt bis zum Zeitpunkt des Todes nicht ewig währt, daß wir nicht alle Zeit der Welt zur Verfügung haben, um unserem Leben einen Sinn zu geben. Wir haben Geburt, Pubertät, erste Liebeserlebnisse, Erfahrungen mit Partnerschaft, vielleicht eigene Kinder durchlebt, durchlitten und beglückt erfahren – hatten aber fast keine Zeit innezuhalten und über unser Leben nachzudenken, über Ziele, über Selbstverwirklichung, über geistig-spirituelle Dimensionen. Nun »zwingt« uns die Umstellung unseres Körpers, daß wir uns mit der Endlichkeit des irdischen Lebens auseinandersetzen. Wir werden nun nicht mehr Mutter werden, unsere äußere Körperhülle hat den ersten Glanz der Jugend unwiderruflich abgelegt und wir fürchten vielleicht, weniger begehrt zu sein, wir können uns nicht mehr ohne weiteres in Hoffnungen oder gar Illusionen über das Leben hineinträumen – All das führt zu einer mehr oder minder deutlichen Identitätskrise – und diese wiederum, wenn wir sie nicht offen und positiv annehmen und bestehen können – zu der Fülle von psychosomatischen Wechselbeschwerden, die leider so typisch für eine große Zahl von Frauen ist.
Angst vor dem Älterwerden paart sich womöglich damit, daß wir uns nicht mehr akzeptieren oder ernsthaft an uns zweifeln. In eine noch tiefere Krise können uns Zweifel am Lebenssinn

und Gefühle von Verlassensein und Einsamkeit oder Angst stürzen.

Wir können nur über die Entdeckung unseres Selbstwertes zu einer echten, verläßlichen und geistig fundierten Identität gelangen. Geistig deshalb, weil Selbstwert meist etwas Unsichtbares, etwas Seelisches ist. Wir müssen begreifen, daß in uns selbst immer die größte Quelle existiert. Diese Quelle wird auch in der Menopause nicht verschüttet, unser Selbstwert wird auch in den Wechseljahren nicht geschmälert – im Gegenteil, wir können ihn jetzt vielleicht zum ersten Mal wirklich erfahren! Die größten Hilfen, zum eigenen Selbstwert, zur schöpferischen Kraft in sich, zu einem Lebenssinn zu finden, der über die Vergänglichkeit der Körperform hinausträgt – also zu sich selbst zu kommen, sind nach meiner Erfahrung Meditation, Affirmationen und die Beschäftigung mit geistig-spirituellen Dimensionen. Zwei Vorschläge für Meditationen – zum Selbstwert und zur Harmonisierung des Drüsensystems, sowie der damit verbundenen psychosomatischen Einflüsse, und zur Heilung – finden Sie ab den Seiten 35 und 182.[9]

Letztlich besteht die Herausforderung jeder Identitätskrise darin, herauszufinden, wie wir bewußt eine ganzheitliche Harmonie von Körper, Geist und Seele aus einer geistigen Mitte heraus leben können. Im Zentrum einer solchen Harmonie befindet sich unser Bewußtsein, dieser »Funken Gottes«, der eine Zeitlang Erlebnisse und Lernaufgaben auf der Erde erfährt, um sich um so inniger mit seinem göttlichen Ursprung zu verbinden. Urvertrauen, Humor, Liebesfähigkeit, schöpferische Kraft (die uns nie genommen werden kann) – sie alle erwachsen aus dieser geistigen Mitte, in der sich Ich und Persönlichkeit, Seele und Geist, Geschöpf und Schöpfer begegnen. Der Grad der Bewußtheit unserer überpersönlichen Identität – unsere Seele, unser Selbst – be-

stimmt den Grad von Erkenntnis und Gewißheit, sowie Verwirklichung unseres Selbstwertes!
Meditationsübung »Auf dem Weg zur weisen Frau, S. 35.

Farbtherapie:
Gelb ans Ende des Brustbeins, *Grün* auf das Herzchakra und *Rosa* direkt auf das physische Herz.

Bach-Blüten:
Aus der Gruppe 4, »Einsamkeit«: *Heather*;
aus der Gruppe 1, »Angst«: *Mimulus, Red Chestnut.*

JUCKEN

Symptombild:
Inneres oder äußeres Jucken an der Vagina; Jucken der Haut.

Ursachen und Bedeutung:
Bei Vaginaljucken kann es sich um Candida-Pilze oder Trichomonaden handeln, oder um ansteckende Geschlechtskrankheiten. Allerdings kann man als Frau auch gegen den Partner sozusagen allergisch sein. Bei Ausfluß (siehe dort) spürt man auch ab und zu Jucken. Hautjucken geht auf zu trockene Haut wegen zu geringer Flüssigkeitsaufnahme zurück, weil die Haut als Hilfsorgan der Niere dann zuviele Giftstoffe ausscheiden muß, oder weil noch unedle Metalle (Amalgam) im Gebiß oder in Prothesen sind.
Psychologisch ist chronisches Jucken ein Ausdruck innerer Unzufriedenheit oder Ablehnung einer Lebenssituation, ohne daß man bisher eine konstruktive Lösung angepackt hätte.

Behandlung:
Eventuell einen Arzt zu Rate ziehen, falls Geschlechtskrankheiten vermutet werden. Aus der Homöpathie sind folgende

Mittel als – den individuellen Umständen entsprechend – wirksam bekannt: *Calcium carbonicum, Creosotum, Mercurius sol., Natrium muriaticum, Acidum nitricum, Platina, Sepia und Sulfur.*

Farbtherapie:
Grundsätzlich kann *Grün* und *Blau*, auf die juckenden Stellen bestrahlt, lindern helfen.

Bach-Blüten:
Aus der Gruppe 5, »Überempfindlichkeit...«: *Agrimony, Holly*;
aus der Gruppe 7, »Übertriebene Sorge...«: *Rock Water.*

KONZENTRATIONSSCHWÄCHE

Symptombild:
Vergeßlichkeit, Überforderung durch Alltagsaufgaben, man verliert leicht den Faden oder kann Gedankengängen nicht (mehr) richtig folgen; man bleibt nicht (mehr) bei der Sache –

Ursachen und Bedeutung:
Zuviel Süßigkeiten und dadurch hochgradiger Vitamin B-Mangel (Zucker ist ein Vitamin B-Räuber!); die Pille oder andere künstliche Hormongaben; elektromagnetische Störfelder; Lärm!; Liebeskummer (siehe dort) oder andere Sorgen; Nebenwirkungen von jahrelanger Medikamenteneinnahme bzw. Alkohol- oder Drogenmißbrauch; Ablagerungen tierischen Eiweißes in den Blutgefäßen; verschleppte Gehirnerschütterung; nicht ausgeheilte Krankheiten. Allergien gegen Gerüche (auch gegen Parfümdüfte oder Blüten, zum Beispiel Jasmin).
Psychologisch steht hinter länger anhaltender Konzentrationsschwäche – wenn nicht konkrete organische Gründe vorliegen – ein Unvermögen bzw. eine Ablehnung, sich auf die

Ebene mentaler Logik und Konzepte einzulassen und die »männliche«, das heißt auf die linke Gehirnhälfte bezogene Auseinandersetzung mit dem Leben zu vermeiden.

Behandlung:
Vitamin B-Komplex aus der Nahrung (Vollwertkost!): alle Sprossen von unbehandeltem Getreide (vor allem Weizenkeime) und Luzerne (Alfalfa); unbestrahlte Nüsse, Äpfel, Aprikosen, Feigen; Pflaumen, Kartoffeln und Avocado; Spirualina-Algen-Tabletten!
Entgiftung, zum Beispiel durch Reingungs- und Fastenkur.
Mehr Ruhe und frische Luft, eventuell Atemtherapie. Umstellung des Bett- und Arbeitsplatzes, falls Störzonen die Ursache sind.
Meditation!
Homöopathische Hauptmittel sind *Barium carbonicum, Gelsemium, Causticum, Lachesis, Lycopodium, Natrium muriaticum, Nux vomica* (bei Medikamentennebenwirkungen), *Phosphor* und *Sepia.*

Farbtherapie:
Mit *(Indigo-)Blau* die Stirn bestrahlen, etwa am »dritten Auge« bzw. zwischen den Augenbrauen.

Bach-Blüten:
Aus der Gruppe 3, »Mangelndes Interesse...«: *Mustard, Clematis*;
aus der Gruppe 7, »Übertriebene Sorge...«: *Rock Water, Beech.*

KOPFSCHMERZEN

Symptombild:
Kopfschmerzen treten in so vielen Formen auf, daß sie hier nicht alle genannt werden können. Die wichtigsten Formen sind:
- beim Eisprung, kurz vor der Periode oder während der Periode
- in den Wechseljahren unverhofft – als Stirnkopfschmerz, als Hinterkopfschmerz – dumpf, pulsierend, hämmernd, wie ein Nagel.

Ursachen und Bedeutung:
Im Zusammenhang mit »Frauenbeschwerden« treten Kopfschmerzen oft bei Blutandrang zum Kopf hin auf; durch zu hohen Flüssigkeitsverlust des Körpers (Blut, Durchfall, extremes Schwitzen); weil plötzlich die Periode ausbleibt; aufgrund zu geringer Flüssigkeitsaufnahme (es zählt hauptsächlich klares Wasser!); durch zuviel Sonne (manche Frauen sind in der Menopause empfindlicher bei Sonne als davor oder danach); aufgrund hormoneller Umstellungen (sowohl natürlichen wie solchen durch künstliche Hormone); durch Medikamente (zum Beispiel »Appetithemmer«); aufgrund elektromagnetischer Strahlungen oder radioaktiver Belastungen (durch radioaktiv bestrahlte Nahrungsmittel, wie Kartoffeln, verstrahlte Beeren, Pilze oder Nüsse).
Psychologisch gesehen sind Kopfschmerzen ein Warnsignal dafür, daß man sich selbst zuviel zumutet, daß man sich Verantwortung aufbürdet, die man nicht tragen müßte und die einen »umtreibt«, bzw. daß man dazu neigt, sich selbst negativ zu bewerten.

Behandlung:
Allgemein bewähren sich Wechselfußbäder heiß-kalt; mehr zu trinken; Vitamin E (Nachtkerzenöl); für natürlich gute Verdauung sorgen (u.a. mit Leberreinigungstees); eventuell mehr ausruhen und schlafen; den Schlaf- und den Arbeitsplatz auf Strahlungsbelastung hin untersuchen und möglicherweise verrücken bzw. abschirmen (lassen) (oft helfen echte Korkplatten oder Bienenwaben); Bad mit Meersalz und Apfelessig nehmen.
Zu den homöopathischen Hauptmitteln gehören:
- bei Nagelkopfschmerz: *Ignatia*;
- bei Blutandrang: *Sanguinaria*;
- bei hämmerndem, pulsierenden Schmerz: *Crocus*;
- bei hohen Flüssigkeitsverlust: *China*;
- bei zuviel Sonne: *Belladonna*;
- bei dumpfem Kopfschmerz gibt es kein Hauptmittel; hier muß auf jeden Fall der/die BehandlerIn zu Rate gezogen werden.

Farbtherapie:
Grün auf die Mitte der beiden Augenbrauen kann lindernd wirken. *Orange* an die Schamhaargrenze kann ebenfalls helfen. Wenn die Niere normal funktioniert und wirklich ausreichend klare Flüssigkeit getrunken wird, hilft *Blau* am »Dritten Auge« (wenn die Niere *nicht* richtig arbeitet, verschlimmert Blau dort!). *Grün* auf das Herzchakra und *Rosa* direkt auf das Herz strahlen, um emotionale Blockaden zu lösen.

Bach-Blüten:
Aus der Gruppe »Übertriebene Sorge...«: *Pine, Beech*;
aus der Gruppe »Einsamkeit«: *Heather*;
aus der Gruppe »Überempfindlichkeit...«: *Walnut.*

KÖRPERGERUCH

Symptombild:
Unangenehme, oft auch als peinlich empfundene Ausdünstungen des Organismus, mit oder ohne gleichzeitiges Schwitzen.

Ursachen und Bedeutung:
Körpergeruch gehört zu solchen unerwünschten Nebenwirkungen, die eigentlich nicht direkt mit der Menopause oder dem Menstruationsyklus zu tun haben, sondern mit Stoffwechselvorgängen im Körper. Die Ausscheidung von Gift-, Abfall- und Schlackenstoffen über die normalen Kanäle – vor allem über den Darm, aber auch über Niere und Harn – arbeiten nicht richtig, so daß die Haut als Ersatzausscheidungsorgan einspringen muß. Irgend etwas »stinkt« einem – buchstäblich, oft steht man sich selbst im Wege, ohne es recht zu bemerken. Bei manchen Menschen wirkt der körpereigene Geruch auch wie ein Schutzschild gegen zu nahe Kontakte mit anderen.

Behandlung:
Reinigungs- und Fastenkuren;
Nieren- und Lebertees;
Wechselduschen heiß-kalt;
Ernährungsumstellung.
Homöopathisches Hauptmittel ist *Sulfur*.

Farbtherapie:
Mit *Violett* den Scheitelpunkt des Kopfes bestrahlen, um die Reinigung anzuregen; *Gelb* an das Ende des Brustbeins, wenn uns Angst umtreibt.

Bach-Blüten:
Aus der Gruppe 6, »Mutlosigkeit...«: *Crab Apple*;
aus der Gruppe 1, »Angst«: *Aspen*;
aus der Gruppe 2, »Unsicherheit«: *Hornbeam, Wild Oat.*

KRÄMPFE

Symptombild:
Unterleibskrämpfe sind ein Aspekt des sogenannten PMS-Bildes (siehe auch dort), und können kurz vor bzw. während der Menstruation auftreten. Auch in der Menopause leiden manche Frauen unter Unterleibskrämpfen. Diese Krämpfe können dumpf, schneidend, stechend, zusammenziehend oder wie wehenartig sein.

Ursachen und Bedeutung:
Körperliche Ursachen können sein: Unterleibserkältung (an Gebärmutter oder Eierstöcken); Darmkrämpfe aufgrund von Verstopfung, Durchfall oder Darmerkrankungen; der Eisprung in der Mitte des Zyklus; Ausbleiben der Periode.
Zu den psychischen Ursachen gehören Anspannung der Nerven durch Angst; Festhalten (»Klammern«) an Gewohnheiten. Eventuell sind Krämpfe auch die Folgen eines möglicherweise längst verdrängten Mißbrauchs und hängen dann mit Wut über die Ohnmacht und Entwertung zusammen. Esoterisch weisen Krämpfe auf einen Widerwillen hin, sich mit Neuem auseinanderzusetzen. Dieser Widerwillen kann bereits bei der ersten Menstruation auftreten, wenn es darum geht, die Weiblichkeit und die dazugehörenden Funktionen des Organismus zu akzeptieren.

Behandlung:
Als biochemisches Mittel wirkt Magnesium phos. D 6 von den Schüsslermitteln hervorragend, um Krämpfe zu lösen. Erneut

kann ich Nachtkerzenöl und Vitamin B empfehlen. Homöopathisch nenne ich aus dem großen Spektrum, das ja immer wieder individuell geprüft werden muß, *Ignatia, Cimicifuga, Nux vomica* und homöopathische Schockmittel wie *Aconit* und *Opium* (verschreibungspflichtig!).

Farbtherapie:
Bestrahlen Sie mit *Orange* auf die Mitte der Schamhaargrenze bzw. großflächig auf den Unterleib, und *Blau* auf das sogenannte dritte Auge; *Grün* auf das Herzchakra, wenn Sorgen vorrangig sind.

Bach-Blüten:
Aus der Gruppe 5, »Überempfindlichkeit...«: *Holly, Centaury*; aus der Gruppe 7, »Übertriebene Sorge...«: *Vine*.

LIBIDOSCHWANKUNGEN

Symptombild:
Es wäre unmöglich, ein »Normalmaß« für die Intensität der weiblichen Libido formulieren zu wollen. Es gibt hier keine generellen Regeln, nur ganz individuelle Empfindungen, Wünsche, Sehnsüchte oder auch Gewohnheiten. Wir erleben ein ganz natürliches Auf und Ab innerhalb einer bestimmten »Bandbreite«; unter besonderen Umständen aber auch ungewöhnlich starke Erregungszustände, seltener ein echtes – und nicht auf Verdrängung zurückgehendes Nachlassen der Libido. Bei erstaunlich vielen Frauen verstärkt sich das sexuelle Verlangen während und nach dem Klimakterium, vor allem, wenn ihr Partner noch lebt. Bei anderen, besonders jenen, die ihren Partner bereits verloren haben, entsteht womöglich eine Abneigung gegen Libidoempfindungen. Der Begriff »Schwankungen« bezieht sich also nur auf Rhythmen Ihrer eigenen Libido.

Ursachen und Bedeutung:
Unsere Libido hängt eng mit unserem Hormonhaushalt zusammen. Die Hypophyse ist das wichtigste Steuerungsorgan für unsere gesamte Drüsentätigkeit und damit zusammenhängende psychosomatische Ursachen und Wirkungen. Die Hypophyse steht physiologisch in direkter Verbindung mit den Keimdrüsen; gleichfalls existiert eine gegenseitige Beeinflussung über emotionale Einflüsse; schließlich geht man in der Esoterik davon aus, daß das Augenbrauenchakra = Hypophysenentsprechung das Pendant zum Sakralchakra = Sexualentsprechung darstellt.
Offensichtliche Ursachen für Libidoschwankungen sind Verlust des Partners aufgrund von Trennung, Scheidung oder Tod; Partnerwechsel; veränderter (oft verminderter) sexueller Austausch in »eingefahrenen« Partnerschaften; Familientrott mit festen Verpflichtungen für die Frau als Mutter und Hausfrau oder alleinstehende Ernährerin der Familie, so daß »Höhepunkte« ohnehin selten werden bzw. die Kraft dazu fehlt; Veränderungen in der Einstellung zum Partner – man liebt sich weniger, ist nicht (mehr) verliebt, entwickelt Abneigungen oder Distanz; Schmerzen beim Liebesakt bzw. Abneigung gegen bestimmte Vorlieben oder Praktiken des Partners.
Alkohol, Tabak, Drogen und Medikamente können ebenfalls zu merklichen Schwankungen der Libido führen. Eine eher würzig-scharfe Ernährung regt die Libido an; zuviel Salz mindert sie, weil Salz die Schleimhäute austrocknet.
Verminderte Libido deutet auf Enttäuschungen und Ärger im Leben, vor allem in bezug auf Partnerschaft, auf Kummer und Sorgen, ein Selbstbild als Opfer des Schicksals und allgemein auf einen Mangel an Lebensfreude hin. Manchmal spielen auch Schuldkomplexe hinsichtlich natürlicher Freude an Sexualität und Erotik eine Rolle.

Eine verstärkte Libido ist ein klares Zeichen für unerfüllte Liebessehnsucht, wenn nicht eine eher krankhafte Nymphomanie mit im Spiel ist. Der intensive Wunsch nach All-Einigkeit der Seelen kann die Libidokräfte intensivieren, und auch das Begehren nach höchster Ekstase.

Behandlung:
Diese Zwischenüberschrift darf nicht so interpretiert werden, als ob normale Libidoschwankungen »behandlungsbedürftig« wären! Sie selbst entscheiden, ob eine Verstärkung oder eine Minderung Ihrer Libido für Sie störend ist, und Sie dann deshalb etwas zum Ausgleich tun möchten.
Wechselduschen sind ein beliebtes altes und auch heute noch wirksames Hausmittel, ebenso entspannende Bäder. Aus der Aromatherapie kennen wir sowohl anregende wie entspannende Düfte.

Aus der Homöopathie kommen in Betracht:
- bei sehr stark erregter Libido, sinnlichen Gedanken und Träumen: *Origanum*;
- bei sexueller Übererregung vor der Periode, dazu Herzklopfen, gieriger Appetit und kalter Schweiß (weil der Körper eigentlich geschwächt ist): *Veratrum album*;
- bei gesteigerter Libido und Neigung zur Verliebtheit, melancholischer Gemütsveranlagung, Herzklopfen, Hitzewallungen, heißem Schweiß, und wenn man enge Gürtel oder andere Einengungen um die Taille nicht verträgt: *Lachesis*;
- bei verstärkter Libido, verbunden mit hektischer Nervosität, Wärmebedürfnis, Neigung zu Depressionen, Hitzewallungen und Schweiß mit Zittern: *Acidum sulf.*;
- bei besonderer sexueller Erregung verbunden mit Zwischenblutungen und Neigung zu Fehlgeburten im dritten Monat: *Sabina*;

- bei Nymphomanie bzw. abnormen Erregungszuständen, verbunden mit Hochmut und trotzdem melancholischer Gemütsverfassung, gleichzeitig vibrierender Erregung: *Platin*;
- bei sexueller Übererregung bei der geringsten Berührung, verbunden mit innerer Traurigkeit: *Murex*;
- bei zu schwacher Libido bzw. Mangel an Verlangen, dabei Gefühl von Gleichgültigkeit gegenüber Familie oder Freunden, großer innerer Traurigkeit, oft auch Schmerzen beim Liebesakt: *Sepia*;
- bei Libidoschwäche bzw. Abneigung gegen sexuellen Aus tausch als Folgen von Kummer, Ärger, mitunter auch wegen zuviel Salz, Neigung zu Trockenheit der Vagina, manchmal wehenartigen Gebärmutterschmerzen, und wenn man mit Kummer und Tränen allein gelassen werden möchte: *Natrium muriaticum*;
- bei Libidoschwäche aufgrund langer Enthaltsamkeit: *Conium*.

Frauen, die die Libido ihrer Männer stärken wollen, empfehle ich als natürliche Stimulantien praktisch alle roten Nahrungsmittel (rote Beete, rote Kirschen, rote Äpfel, rote Säfte), Wechselduschen, Vitamin E, Ginseng, Vitamin B-Komplex – eigentlich also eine gute, vollwertige Ernährung und genügend klares Wasser. Die orientialische Liebesküche kennt seit langem manche Gewürze als milde Aphrodisiaka, also Anregungsmittel für die Libido: Zimt, Nelken, Anis, Muskatnuß, Mohn, unter Umständen auch Kardamom und Vanille. Außerdem kommen in Betracht Damiana, Taiga und Yohinbinum in spagyrischer Zubereitung.[10]
Als homöopathische Mittel *China* und *Conium* bei Erschöpfung; *Nux vomica* zur Entgiftung bei Drogen-, Alkohol-, Medikamenten- und Tabakmißbrauch; *Medorrhinum* bei Verdacht

auf erbliche Belastungen durch Geschlechtskrankheiten; *Sulfur* zur Reinigung; *Sepia* bei Abneigung oder Gleichgültigkeit gegenüber der unmittelbaren Umgebung; Lycopodium bei chronischer Libidoschwäche; *Barium carbonicum* bei Altersschwäche; *Agnus castus*, wenn der Penis klein und kalt ist (auch *Sulfur* und *Lycopodium*).

Farbtherapie:
Bei mangelnder Libido bestrahlen Sie mit *Orange* den Punkt in der Mitte der oberen Schamhaargrenze, *Rot* oder *Magenta* (dies nur kurz!) an das Steißbein, *Grün* auf das Herzchakra und *Rosa* auf das Herz zur Harmonisierung. Bei zu intensiver Libido zur Beruhigung *Blau* auf die Mitte der Schamhaargrenze und *Grün* auf das Steißbein, und ebenso zur Harmonisierung *Grün* auf das Herzchakra und *Rosa* auf das Herz.

Bach-Blüten:
Aus der Gruppe 5, »Überempfindlichkeit«: *Centaury*;
aus der Gruppe 4, »Einsamkeit«: *Heather*;
aus der Gruppe 6, »Mutlosigkeit«: *Willow*.

LIEBESKUMMER

Liebeskummer ist sehr viel häufiger, als es Männer ahnen oder gar wissen, ernsthafte Ursache nicht nur für »Unpäßlichkeiten« aller Art, sondern für echte Beschwerden bis hin zu Organerkrankungen. Über Ursachen für Liebeskummer können wir uns beinahe unendlich lang unterhalten – jede Frau hat ihre eigene (Leidens-)geschichte. Man kann Liebeskummer mit spirituellen Interpretationen über »Karma« überhöhen oder psychologisch wegrationalisieren – das ändert jedoch nichts daran, daß die betroffene Frau weiter leidet. Ich möchte Sie aber auf jeden Fall wieder daran erinnern, Ihren Selbstwert nicht aus dem Blick zu verlieren. Damit Liebeskum-

mer nicht zur Selbstzerstörung wird, möchte ich Ihnen einige Hinweise auf naturheilkundliche Hilfen geben.
Bei Beschwerden aufgrund von Liebeskummer und Liebesenttäuschungen helfen homöopathisch *Ignatia* oder *Natrium muriaticum*.

Farbtherapie:
Bestrahlen Sie Ihr Herzchakra mit *Grün* und das physische Herz mit *Rosa* zur Lösung von Kummer; *Rot* auf das Steißbein zur Stabilisierung des Selbstwerts und der Lebenssicherheit.

Bach-Blüten:
Aus der Gruppe 2, »Unsicherheit«: *Gentian* bei starken Selbstzweifeln und rascher Entmutigung;
aus der Gruppe 4, »Einsamkeit«: *Heather* bei Unfähigkeit, allein zu sein und großem Schutzbedürfnis, *Impatiens* bei Ungeduld.

MENSTRUATIONSBESCHWERDEN

Siehe Kapitel 5, sowie Blutungen, Krämpfe, PMS usw.

MYOME

Symptombild:
Gutartige Wucherungen an der Gebärmutter, die sich durch starke Blutungen bemerkbar machen, durch Verschiebung des Menstruationszyklus', Schmerzen bei jeder Bewegung, Druck auf die Blase und häufiges Bedürfnis, Wasser zu lassen, eventuell auch durch Druck auf den Darm und dadurch bedingte Verstopfung. Myome variieren zwischen der Größe eines Kirschkerns bis hin zu Kindskopfgröße. Zu diesem Stichwort Myome zählen auch die sogenannten Fibroide, Zysten und Polypen, gleichfalls gutartige Zellwucherungen.

Ursachen und Bedeutung:
Myome entstehen erst aufgrund eines Bündels von Faktoren, die zusammenkommen. Dazu gehören vor allem: übermäßiger Streß; das Gefühl, nicht geliebt zu werden; »Lebensfrust«; große Sorgen; stiller Kummer; Enttäuschungen; Partnerschaftsprobleme! Auslöser für das Wuchern von Myomen sind dann fast immer geopathische Störzonen oder Belastungen durch elektromagnetische Strahlungen. Nach der Menopause gehen Myome übrigens im Regelfall zurück.
Psychologisch gesehen werden Kummer, Sorgen und Enttäuschungen gern überspielt, man bietet nach außen das Bild einer fröhlichen Frau. Die Probleme wuchern statt dessen nach innen.

Behandlung:
Holen Sie lieber eine zweite und dritte Meinung ein, bevor Sie sich unbesehen und voreilig zu einer Operation entschließen. In der Naturheilkunde gibt es eine ganze Fülle von wirksamen Hilfen, die die/der kompetente BehandlerIn kennen und vorschlagen werden.
Calcium carbonicum, Calcium fluor, Phosphor, Aurum-Muriaticum-Natronatum sind homöopathische Hauptmittel bei Myomen.
Belladonna, Calcium carbonicum, Calcium phosphoricum, Phosphor, Thuja, Teucrium sind homöopathische Hauptmittel bei Polypen.
Apis ist das homöopathische Hauptmittel bei Zysten und Fibroiden.
Lassen Sie auf jeden Fall Ihren Schlaf- und Arbeitsplatz auf Störfelder überprüfen und notfalls verlegen. Das reicht aber allein natürlich nicht aus und ersetzt die fachkundige Behandlung nicht.

Farbtherapie:
Strahlen Sie mit *Blau* auf den Bereich der Gebärmutter bzw. auf schmerzhafte Stellen und Zonen, um lindern zu helfen.

Bach-Blüten:
Aus der Gruppe 5, »Überempfindlichkeit...«: *Walnut*; aus der Gruppe 4, »Einsamkeit«: *Heather*.

OPERATIONEN

Ich empfehle, geduldig und gleichzeitig beharrlich im Gespräch mit mehreren Behandlern zu überprüfen, ob Operationen wirklich unumgänglich sind. Die häufigsten »Frauenoperationen« sind Entfernungen von Myomen, teilweise oder Total-Operationen der Gebärmutter, Eileiteroperationen und Brustoperationen.
Zu viele Ärzte und Chirurgen sehen es als die normalste und bequemste Sache der Medizinwelt an, Gebärmutter oder Eierstöcke oder sogar beides operativ zu entfernen und vertreten dies häufig als völlig natürliche Angelegenheit gegenüber betroffenen Frauen. Wenn eine Frau sagt, daß sie kinderlos bleiben will, empfehlen Sie der Einfachheit halber immer noch zu oft eine Gebärmutterentfernung. Was ist, wenn diese Frauen die Kinderfrage später anders beantworten? Wenn Schwierigkeiten mit der Menstruation auftauchen und die Menopause in greifbare zeitliche Nähe zu rücken scheint, schlagen Sie ebenfalls zu häufig solche Operationen vor, »weil es doch jetzt ohnehin bald an der Zeit« sei. Spätestens solche Vorkommnisse wären Anlaß genug, den Arzt zu wechseln bzw. eine zweite und dritte Meinung einzuholen. Es gibt noch immer zu wenig Frauen in der Gynäkologie – die weiblichen Organe werden, wohl deshalb, auch weit weniger

geachtet. Würden genauso viele Operationen und Totalentfernungen vorgenommen, wenn es sich um männliche Geschlechtsorgane handelte? Wohl kaum. Lassen Sie sich also nicht einreden, neurotisch zu sein, nur weil Sie sehr sorgfältig prüfen wollen, was für Sie als Frau gesundheitlich und seelisch am besten ist. Wenn feststeht, daß homöopathische und naturheilkundliche Maßnahmen nicht (mehr) helfen und ein chirurgischer Eingriff notwendig wird, um beispielsweise Myome oder Krebsgeschwulste zu entfernen, so fassen Sie sich bitte doch das Herz, mit dem Chirurgen ausführlich zu besprechen, ob das Organ selbst nicht doch gerettet werden kann. Das betrifft auch Frauen über Vierzig! Aus eigener Erfahrung darf ich sagen, daß bei mir Ende Zwanzig ein kindskopfgroßes Myom an der Gebärmutter bestand, das an Blase und Darm angewachsen war. Ein Chirurg wollte auf einer Totaloperation bestehen; ich fand einen anderen, der bereit war, in einer langwierigen Prozedur nur das Myom zu entfernen. Dadurch konnte ich auch danach noch schwanger werden – heute freue ich mich über meinen neunjährigen Sohn Daniel.

Gesundheitsstatistiken über Frauen mit Totaloperationen der Gebärmutter besagen, daß sich diese Frauen danach wesentlich häufiger chronisch kränkelnd fühlen bzw. genauso wie zuvor; wenn die Eierstöcke auch noch entfernt wurden, litten die betroffenen Frauen viermal so häufig an Depressionen.

Behandlung:

Um die Folgen von notwendig gewordenen Operationen zu lindern, bzw. bereits vor der Operation den Organismus in der rechten Weise zu unterstützen, bedient man sich in der Homöopathie gern folgender Hauptmittel:

– *Arnica*, das Hauptmittel für alle Wunden;

- *Staphisagria* bei Schnitten;
- *Bellis* bei Gebärmuttereingriffen.

Bach-Blüten:
Rescue Remedy.[11]

OSTEOPOROSE

Symptombild:
Neigung zu Brüchigkeit der Knochen, poröse Knochen, Verlust an Knochensubstanz – vor allem nach der Menopause; kann bei schlanken, hageren und nervös veranlagten Frauen häufiger auftreten als bei stärker gebauten, bedächtigen Naturen.

Ursachen und Bedeutung:
Osteoporose bräuchte es überhaupt nicht zu geben! In südlichen Ländern taucht diese Folge eines Mangels an Sonnenlicht und frischer Luft praktisch nicht auf. Frauen neigen deshalb eher zu Knochenporosität als Männer, weil sie aufgrund der monatlichen Menses mehr Kalzium ausscheiden als Männer. Also müssen wir körperlich aktiver sein, uns mehr bewegen und mehr natürliches Kalzium in der Nahrung aufnehmen (u.a. Yoghurt, Milch, Käse, Molasse, Sesam, Mais, Sojaprodukte, gekochter Brokkoli).
Zur physiologischen Ursachenkette gehört, daß mit der Menopause die Östrogenproduktion vermindert wird, was als Nebenwirkung eine stärkere Entkalkung der Knochen zur Folge hat. Dies muß nun keineswegs zu Osteoporose führen, wenn wir uns vernünftig ernähren, und uns genügend Bewegung in der frischen Luft und ausreichend Sonne gönnen. Belastungen durch radioaktive Strahlen (Röntgenaufnahmen!) und Radioaktivität in Luft, Wasser und Nahrungsmitteln können

auch zu Osteoporose führen, weil die Knochensubstanz angegriffen wird.
In der Schwangerschaft sind wir Frauen übrigens – aus bislang ungeklärten Gründen vor einer Entkalkung geschützt. Während der Stillzeit sinkt das Östrogenniveau stark ab, Kalzium wird aus den Knochen der Frau abgebaut und wird zum lebenswichtigen Bestandteil der Muttermilch. Nach dem Ende der Stillzeit steigt das Östrogenniveau wieder an, so daß die Aufnahme von Kalzium im Organismus verstärkt wird.
Esoterisch ist die Angst vor Osteoporose ein Hinweis auf Angst vor Lebenserstarrung und verminderter Anteilnahme am Leben. Osteoporose selbst ist esoterisch betrachtet ein Warnsignal, daß sich der Mensch nicht mehr vom Leben akzeptiert fühlt und sich deshalb selbst (unbewußt) »sabotiert«.

Behandlung:
Kalziumreiche Nahrung, viel frische Luft, viel Sonnenlicht und viel körperliche Bewegung (wodurch die Sauerstoffaufnahme des Körpers verstärkt wird) sind sowohl der beste Schutz vor wie die beste Therapie bei Osteoporose. Vitamin B 6, das Knochenvitamin (vor allem in Vollwertgetreide), und Vitamin E (Nachtkerzenöl), kalt gepreßtes Oliven- und Sonnenblumenöl, Nüsse, Sonnenblumenkerne und Sesam helfen als Bestandteile einer natürlichen Ernährung besonders.
Wenn Sie Ihre Lebensweise umstellen können auf weniger Streß, wäre dies generell hilfreich. Streß »frißt« Vitamin B-Reserven auf.
Von den Schüsslersalzen kommen infrage Calcium phos. D 6 und Calcium fluor. D 12 für den Knochenaufbau.
Homöopathisch ist *Calcium carbonicum* sinvoll.
Dr. med. Erwin Schlüren schreibt in seinem Standardwerk »Homöopathie in Frauenheilkunde und Geburtshilfe« (siehe

Literaturhinweise) wörtlich: »Die Unwirksamkeit der Östrogenbehandlung ist inzwischen bewiesen, die homöopathische Therapie ist die erfolgreichste.« Er gibt u. a. an *Strontium carb., Calcium fluor., Cimicifuga und Aristolochia.*

Farbtherapie:
Eventuell Ganzkörperbestrahlung mit *Blau.*

Bach-Blüten:
Aus der Gruppe 6, »Mutlosigkeit...«: *Star of Bethlehem*; aus der Gruppe 4, »Einsamkeit«: *Heather.*

»PMS« – PRÄMENSTRUELLES SYNDROM

Symptombild:
(Plötzliche bzw. heftige) Stimmungsveränderungen, kurz vor Eintreten der Periode; Gereizheit und/oder depressive Gefühle; Weinerlichkeit; Drang, noch irgendwelche Dinge zu erledigen bzw. abzuschließen; Ziehen im Rücken, (ziehende, wehenartige) Bauchschmerzen; Spannungsgefühle und Berührungsempfindlichkeit in der Brust; (Stirn-)Kopfschmerzen; Flüssigkeitsansammlung im Organismus (die aber natürlich ist und *nicht*, wie manche amerikanische Schulmediziner vorschlagen, mit Entwässerungsmitteln behandelt werden sollen).Viele Frauen beobachten, daß PMS-Symptome im Laufe der Jahre verstärkt auftreten, vor allem nach Fehlgeburten und Abtreibungen. »PMS« wurde, bevor es als eigenständiges zusammenhängendes Symptombild erkannt und beschrieben wurde, häufig als »weibliche Hysterie« oder »Zickigkeit« abgetan.

Ursachen und Bedeutung:
Zu den körperlichen Ursachen gehören Lymphstau bzw. mangelnder Lymphfluß, Vitamin E-Mangel, psychisch bedingte

Störungen im Hormonhaushalt, Wasseransammlungen, Sauerstoffmangel aufgrund von zuwenig Bewegung, falsche Ernährung, Drogen»genuß« (Alkohol, Tabak, Medikamente, Psychodrogen). Emotionale Ursachen sind unter anderem mangelnde Lebensfreude, Ablehnung der eigenen Weiblichkeit, sowie eine allgemeine Lebensweise und Lebenseinstellung, die den Rhythmen der Weiblichkeit keine Rechnung (mehr) trägt. Auch Vorurteile in der Gesellschaft und Werbung sind oft Einflüsse, die Frauen vorzuspiegeln versuchen, daß es keine besonderen Tage gäbe, sondern diese mit diesen und jenen Mitteln zu überspielen seien. Das führt naturgemäß dazu, daß zwischen einem normalen inneren Empfinden der Frau und den Botschaften der Umwelt eine Spannung entsteht, die PMS hervorbringt oder verstärkt. PMS wird sowohl von Frauen mit innigem Kinderwunsch, wie von solchen, die (zur Zeit) kein Kind möchten, oft als Schwangerschaftsanzeichen fehlgedeutet bzw. auch dadurch erst ausgelöst!
Von der spirituellen Ebene her werden bei intensiven PMS-Beschwerden die natürlichen weiblichen organischen und emotionalen Vorgänge und spirituellen Chancen zu wenig beachtet.

Behandlung:
Nachtkerzenöl, Vitamin B 6 und Vitamin E; und gönnen Sie sich mehr Ruhe! Homöopathisch gelten als Hauptmittel *Tuberkulinum, Cimicifuga, Lachesis, Calcium carbonicum.*
Siehe auch Hinweise unter anderen Stichworten, zum Beispiel Krämpfe, Blutungen, Brustbeschwerden.
PMS ist so individuell, daß auf jeden Fall ein/e kompetente BehandlerIn aufgesucht werden sollte.

Farbtherapie:
Gelb an den unteren Teil des Brustbeins strahlen, um das Urvertrauen zu stärken, *Grün* auf die Brustraummitte, um die

Eigenverantwortung zu unterstützen und mehr Selbstwert zu entwickeln.
Daß Therapie mit Licht inzwischen auch von Schulmedizinern ernstgenommen wird, belegt eine Mitteilung der Universität von Kalifornien in San Diego. PMS, depressive Verstimmungen, Gewichtszunahme und Spannungsgefühl in den Brüsten, sei eine Abweichung im hormonell gesteuerten Bio-Zeitrhythmus der Frauen. Die Zirbeldrüse (Epiphyse) der Betroffenen schütte während des Schlafs geringere Mengen des Hormons Melatonin aus, als bei Frauen, die nicht unter PMS litten. Erste Versuche mit einer gezielten Lichttherapie zeigten einen möglichen Weg zur Linderung der PMS-Beschwerden. Wie hier, so vollzieht die sogenannte experimentell-wissenschaftliche Medizinforschung auch auf zahlreichen anderen Gebieten langsam das nach, was die Naturheilkunde seit Jahrhunderten oder Jahrtausenden schon intuitiv-weise anwendet. Der Schluß aus diesem konkreten Beispiel: Frauen, die unter PMS leiden, sollten sich neben den von mir genannten Behandlungsansätzen auch daran erinnern, sich möglichst viel in frischer Luft und Sonne zu bewegen.

Bach-Blüten:
Aus der Gruppe 1, »Angst«: *Aspen*;
aus der Gruppe 7, »Übertriebene Sorge...«: *Chicory*.

RÜCKENSCHMERZEN

Symptombild:
Rückenschmerzen, Kreuzschmerzen, Lumbago, Ischias und Schmerzen zwischen den Schultern sind zwar keineswegs spezielle »Frauenbeschwerden«, aber es gibt einige Formen, die mit Menstruation und Wechseljahren zusammenhängen.

Ursachen:

Direkte körperliche Ursachen sind oft venöse Stauungen, Hämorrhoiden, verlangsamter Stoffwechsel, zu geringe Flüssigkeitsaufnahme, Erkältungsfolgen; zu den wichtigsten psychischen Ursachen gehört Überlastung, übergroße Sorgen und ernste Partnerschaftsprobleme (sowohl beim Mangel an Flüssigkeit wie bei Partnerschaftsproblemen gehen die Rükkenschmerzen über die Nieren).

Behandlung:

Es ist zu prüfen, ob eventuell ein Wirbel ausgerenkt ist oder ein Bandscheibenschaden vorliegt.

In der Homöopathie werden bei Rückenschmerzen in Verbindung mit der Menstruation gern folgende Mittel verwendet:

- *Aesculus* bei Rückenschmerzen, die durch venöse Stauungen, Hämorrhoiden und langsamem Stoffwechsel verursacht sind, und die sich nach der Menstruation verschlimmern;
- *Rhus tox.* bei Ischiasschmerzen und Rückenschmerzen mit Steifheit im Kreuz (meist entstanden durch Naßwerden nach Schwitzen) – wenn die Menstruation zu früh kommt, reichlich ist und lang andauert;
- *Pulsatilla* bei Rückenschmerzen, vor allem zwischen den Schultern und im Kreuzbein nach dem Sitzen und zugleich großer Müdigkeit – bei verzögerter oder unterdrückter Menses (auch, wenn die erste größere Krankheit in der Pubertät nicht richtig auskuriert wurde);
- *Kalium carbonicum* bei Rückenschmerzen, die sich speziell bis in die Gesäßmuskeln hinunterziehen und gleichzeitig schneidenden Bauchschmerzen – oft treten die Schmerzen nach einer Geburt oder Fehlgeburt auf, und bei großer Empfindlichkeit auf atmosphärische Einflüsse und Strahlenstörungen;
- *Cimicifuga* bei rheumatischen Rückenschmerzen und sol-

chen, die quer durch das Becken von Hüfte zu Hüfte gehen, »Hexenschuß« – vor allem auch bei starker nervlicher Belastung und unregelmäßiger Menstruation;

- *Nux vomica* bei Rückenschmerzen und gleichzeitig brennendem Gefühl in der Wirbelsäule, wenn man sich zum Umdrehen im Liegen erst aufrichten muß, aber Schmerzen im Sitzen spürt – bei unregelmäßiger Menstruation bzw. zu früher und zu lang andauernder Menstruation.Zusätzlich hilft oft Magnesium phos. D6 von den Schüsslersalzen, sowie Moxa-Behandlung mit Beifußkraut, das über dem »Lebenspunkt« (Hara) etwa zwei bis drei Zentimeter unterhalb des Bauchnabel glimmt.

Farbtherapie:
Mit *Blau* schmerzende Stellen zu bestrahlen lindert (ohne direkten Hautkontakt); rund um den Bauchnabel ergänzend mit *Grün*; und an die Nieren *Gelb*.

Bach-Blüten:
Rescue Remedy ist von den Bach-Blüten angezeigt;
aus der Gruppe 5, »Überempfindlichkeit...«: *Walnut*;
aus der Gruppe 7, »Übertriebene Sorge...«: *Rock Water*;
aus der Gruppe 3, »Mangelndes Interesse...«: *Olive*.

SCHLAFSTÖRUNGEN

Symptombild:
Unruhiger Schlaf; man kann nicht einschlafen; man wacht zwischendurch immer wieder auf; man wacht zu früh auf; man wacht unausgeschlafen auf; man wacht zu spät und dennoch unausgeschlafen auf; man leidet unter wirren Träumen oder Alpträumen; man leidet unter Schweißausbrüchen (siehe dieses Stichwort); man ist tagsüber müde und kann trotzdem nachts nicht schlafen.

Ursachen und Bedeutung:

Nervliche Überreizung und körperliche Überanstrengung, durch Arbeit, Sorgen, Partnerschaftsprobleme usw., führen oft zu Schlafstörungen. Übermüdung (die meist gar nicht rechtzeitig erkannt wird) und ein falscher Lebensrhythmus sind gleichfalls wichtige Ursachen. Die beste und wichtigste Schlafzeit für den menschlichen Organismus ist *vor* Mitternacht. Also sollten wir – wenn irgend möglich, ungeachtet der Fernsehdiktatur – spätestens um 9, allerspätestens um 10 Uhr abends ins Bett gehen, und morgens zwischen 6 und 7 Uhr früh aufstehen. Naturfreunde wissen das natürlich längst. Unverträglichkeit von Alkohol, Medikamenten, Tabak und Drogen wirkt sich häufig in Schlafstörungen aus; genauso zu üppige Mahlzeiten oder Hungergefühle.

Zukunfts- oder Existenzängste, Auseinandersetzungen in der Familie oder am Arbeitsplatz, Mangel an Selbstwert oder Selbstvorwürfe, Kummer darüber, (vielleicht) nicht (mehr) als Frau anerkannt zu werden – dies alles sind einige wesentliche psychische Ursachen für Schlafstörungen. Oft genug sind leider wiederum geopathische Störzonen und elektromagnetische Strahlungen die Ursache für schlechten Schlaf.

Spirituell deuten Schlafstörungen auf einen Mangel an Urvertrauen in den eigenen Lebensweg hin und darauf, daß wir uns (noch) nicht einfach fallen lassen können, daß wir noch zu sehr daran festhalten, daß wir vom Ich her alles richten wollen.

Behandlung:

Sorgen Sie auf jeden Fall für genügend körperliche Bewegung, damit der Körper die nötige »Bettschwere« hat. Nachts sollten Sie sich reichlich Frischluft gönnen, also die Fenster aufmachen. Ein entspannendes Bad, vielleicht mit Lavendel im Badewasser, hilft.

Baldrian- und Hopfenblütentee am Abend vor dem Schlafengehen sind alte und bewährte Hausmittel. Ein Glas Bier, zum Beispiel alkoholfreies Bier, hilft bei leichten Schlafstörungen. Wer Sorge hat, daß man nachts aufstehen muß, um Wasser zu lassen, und dies erneut eine Schlafstörung darstellen würde, sollte Kalium phos. D 6 von den Schüsslermitteln, 21 Tabletten in heißem Tee oder heißem Wasser, nehmen. (Wenn man nachts aufstehen muß, um Wasser zu lassen, liegt Kaliummangel vor.)

Stellen Sie Fernseher, Computer und möglichst alle anderen elektronischen und elektrischen Geräte nicht nur ab, sondern ziehen Sie auch die Stecker heraus! Drehen Sie Fernseh- und Computerbildschirme von sich weg – diese Schirme strahlen nachweislich noch lange weiter, obwohl die Geräte abgeschaltet worden sind.

Die Homöopathie kennt folgende Hauptmittel (unter etwa 200) bei Schlafstörungen:

- *Nux vomica*, wenn es um Überanstrengung, Überforderung und Belastung durch Stimulantien geht und man nachts, oft ab 3 Uhr, wach wird;
- *Coffea*, wenn man wegen zu vieler Gedanken innerlich umgetrieben ist und nicht einschlafen kann;
- *Cimicifuga*, wenn man durch schlechte Träume schlecht schläft;
- *Zincum valerianum*, wenn die Nerven überreizt und geschwächt sind, aber auch wenn man aufgrund von Eierstockentzündungen nicht schlafen kann und wenn man wegen Trauer oder Melancholie schlaflos ist.

Farbtherapie:

Bestrahlen Sie mit *Blau* das Augenbrauenchakra und mit *Grün* den Scheitelpunkt des Kopfes, rund um den Bauchnabel und auf die Brustkorbmitte.

Bach-Blüten:
Aus der Gruppe 1, »Angst«: *Red Chestnut*;
aus der Gruppe 7, »Übertriebene Sorge...«: *Rock Water*.

SCHWINDEL

Symptombild:
Es dreht sich einem alles; man fühlt sich matt oder wie auf einer Wattewolke; es wird einem schwindlig bei dem Gedanken an Essen; man fühlt sich speiübel. Schwindelgefühle bzw. Schwindelanfälle tauchen kurz vor der Periode und währenddessen vermehrt auf, während Schwangerschaften und bei Frauen in der Menopause auch statt der Menses.

Ursachen und Bedeutung:
Ein naheliegender Grund, der aber bisweilen übersehen wird, ist, daß wir einen leeren Magen haben und hungrig sind. Wenn man zu schnell aufsteht, kann einem auch schwindlig werden, weil das Blut aus dem Kopf in die Beine »sackt«. Durch Kopfverletzungen oder (auch unerkannte) Gehirnerschütterungen kommt es ebenso zu Schwindelgefühlen.
Als typische »Frauenbeschwerden« sind Hormonumstellungen während des Menstruationszyklus', während einer Schwangerschaft und während der Wechseljahre gleichfalls Ursachen für Schwindelgefühle.
Elektromagnetische Störungen und Strahlungen können zu Schwindel führen; übrigens auch eine zu asketische Lebensweise, übertriebene Meditation und unkontrollierte magische Spintisierereien.
Extreme Düfte (Räucherkerzen, Parfüms, Blumen) und zu wenig frische Luft und Bewegung sind weitere Ursachen.
Orts- und Luftdruckveränderungen können zu Schwindel führen. Tiefdruckwetterlagen und Föhn, große Höhenunter-

schiede zwischen Meeresniveau und Hochgebirge lösen manchmal solche Schwindelgefühle aus.
Esoterisch betrachtet stehen Schwindelgefühle für eine Abneigung gegen die oder einen Rückzug aus der Realität. Man befindet sich nicht in der Mitte, also in Harmonie von Geist und Gefühlen mit dem Körper und der Erde – man ist nicht geerdet.

Behandlung:
Viel körperliche Bewegung an der frischen Luft: gehen Sie zum Schwimmen, radeln Sie, spielen Sie Tennis oder Golf, gehen Sie eine Stunde spazieren ... auch Wechselfußbäder heiß-kalt helfen.
Vitamin B und E; Calcium phos. D 6 von den Schüsslersalzen, wenn man Schwindel bei leerem Magen spürt.
In der Homöopathie kommen infrage:
- *Cocculus*, wenn man Schwindel bei Gedanken an Essen empfindet;
- *Nux vomica* bei Schwindel durch Überarbeitung oder durch zu viele Stimulantien wie Kaffee und Tabak;
- *Belladonna* bei Schwindel als Reaktion auf Übererregung oder auf radioaktive Belastungen mit heiß-roten Wangen;
- *Sanguinaria*, bei Schwindel zugleich mit fliegender Hitze und Röte im Gesicht;
- *Lachesis* bei Schwindel mit Blässe und starkem Redebedürfnis;
- *Glonoinum* bei Schwindel und errötendem Gesicht;
- *Ambra* bei Schwindel mit Gefühl von Schwäche im Kopf und Magen.

Farbtherapie:
Um sich zu erden, bestrahlen Sie mit *Rot* auf das Steißbein und *Grün* auf den Scheitelpunkt des Kopfes.

Bach-Blüten:
Rescue Remedy; aus der Gruppe 2, »Unsicherheit«: *Cerato*.

SCHWEISSAUSBRÜCHE

Symptombild:
Kalter oder heißer Schweiß, am ganzen Körper oder nur an der Brust, am ganzen Kopf oder nur am Gesicht, zwischen den Oberschenkeln, am Rücken, usw. Die meisten Schweißausbrüche in den Wechseljahren erfolgen nachts.

Ursachen und Bedeutung:
Hormonumstellungen, auch die Einnahme künstlicher Hormone – vor allem, wenn wir nicht genügend klare Flüssigkeit trinken; Schwächezustände; falsche Ernährung (zum Beispiel Schweinefleisch); Schilddrüsenüberfunktion und dadurch bedingte Erregungszustände; sowie psychische Belastungen bilden die häufigsten Ursachen für Schweißausbrüche.
Der Körper sucht sich diesen Weg, etwas loszuwerden, was anders nicht möglich ist. Deshalb finden Schweißausbrüche auch so häufig nachts statt, weil wir dann eher loslassen und unser Organismus einen ihm entsprechenden Weg der Reinigung und Lösung von belastenden Faktoren finden kann. Zu diesen Belastungen gehören neben physiologisch wirksamen Einflüssen (Schweinefleisch, Medikamente, Drogen, Tabak, Alkohol) vor allem auch psychologisch wirksame wie Kummer, Sorgen, Angst, Enttäuschung, vermeintlich oder tatsächlich nicht (mehr) akzeptiert zu werden, usw.
Esoterisch betrachtet handelt es sich bei allen Schwitzvorgängen um einen Reinigungs- bzw. Ausscheidungsprozeß, also um eine Klärung.

Behandlung:
Trinken Sie viel klares, gutes Wasser und Kräutertees, hauptsächlich Salbeitee. Salbei reguliert das Schwitzen – natürliches Schwitzen ist gut! Duschen Sie so häufig, wie Sie sich wohl fühlen. Kochsalz ist weitgehend zu vermeiden, sowie tierisches

Eiweiß, einschließlich Wurst, Aufschnitt und sonstigem (Schweine-)Fleisch.
Aus der Homöopathie kann ich gegen heiße Schweißausbrüche empfehlen:
- *Acidum sulf.* bei allgemeiner Erschöpfung und Schwäche;
- *Lachesis* bei Hitzegefühlen und Herzschwäche;
- *Sulfur*, bei brennendem Hitzegefühl und Wallungen;
- *Naja*, wenn der Schweißausbruch von unten nach oben zieht, verbunden mit einer Überfunktion der Schilddrüse;
- *Jaborandi*, wenn die Schweißausbrüche sehr heftig und mit nervösem Zittern verbunden sind und bei kalten Schweißausbrüchen;
- *Veratrum album*, besonders bei kaltem Stirnschweiß und ohnmachtsähnlichen Zuständen;
- *Sepia* bei kaltem Schweiß in Verbindung mit Schilddrüsenüberfunktion;
- *Sanguinaria* bei kaltem Schweiß und Hitzewallungen (!), Herzklopfen und extreme Ungeduld.

Siehe auch das Stichwort Hitze.

Farbtherapie:
Blau – blaue Laken, blaue Kleidung, blaue Ganzkörperbestrahlung. Bei Angstschweiß allerdings *Gelb* an das Ende des Brustbeins strahlen; bei kaltem Schweiß *Rot* an das Ende des Steißbeins.

Bach-Blüten:
Aus der Gruppe 1, »Angst«: *Rock Rose*;
aus der Gruppe 2, »Unsicherheit«: *Hornbeam*.

SELBSTWERTMANGEL

Selbstwert ist eines der Hauptthemen dieses Handbuchs für Frauen. Im ersten Teil des Buchs wurde dieses Thema von den verschiedenen Aspekten her betrachtet, es wurden Symptombilder, Ursachen und Bedeutung behandelt. Deshalb gehe ich an dieser Stelle nur auf die naturheilkundliche »Begleitung« von Therapiemaßnahmen ein. Die wirkliche »Behandlung« eines Mangels an Selbstwert findet bekanntlich auf den emotionalen und spirituellen Erfahrungs- und Verwirklichungsebenen statt, die im ersten Teil beschrieben wurden.

Homöopathische unterstützende Behandlung ist zum Beispiel möglich:

- Bei Angst vor dem Alleinsein: *Arsenicum album*;
- bei körperlicher Schwäche: *Carbo vegetabilis*;
- bei großem Kummer und Enttäuschungen: *Ignatia, Natrium mur*;
- bei Angst vor Menschenmengen und Gefühl von Gleichgültigkeit gegenüber der näheren Umwelt: *Sepia*;
- bei tiefer Hoffnungslosigkeit und Verzweiflung, um sich besser zu erden: *Calcium carbonicum*;
- bei mangelnder Lebensfreude und Lebendigkeit, bzw. bei Niedergeschlagenheit bis hin zu Selbstmordneigung: *Aurum*;
- bei schwacher Vitalität und Melancholie: *Helleborus*;
- bei allgemeinem Reaktionsmangel, Schwäche, Empfindlichkeit gegen Kälte und tiefer, anhaltender Verzweiflung, bis hin zu Selbstmordgedanken: *Psorinum*.

Farbtherapie:

Zusätzlich zur Chakra-Farbmeditation (siehe Seite 35) strahlen Sie zur weiteren Stärkung des Selbstbewußtseins *Rot* an das

Steißbein und *Orange* auf die Mitte der oberen Schamhaargrenze, sowie *Magenta* auf die Mitte des Hinterhauptes.

Bach-Blüten:
Aus der Gruppe 2, »Unsicherheit«: *Wild Oat, Gentian*;
aus der Gruppe 6, »Mutlosigkeit...«: *Sweet Chestnut, Star of Bethlehem.*

SEXUALITÄT

Siehe Libidoschwankungen

SPÄTE SCHWANGERSCHAFT

Schwangerschaften sind in vielen Fällen nicht nur bis Ende Dreißig möglich, natürlich und beglückend, sondern auch noch mit Vierzog oder Fünfzig Jahren! Das ist eine biologische Tatsache, die uns Frauen – vor allem in südlichen Ländern – beinahe täglich vorleben.
Jener Wunsch nach Erfüllung der Weiblichkeit, jene Sehnsucht nach Zärtlichkeit, die sich für uns Frauen im Austausch mit Kindern verwirklicht, ist der Grund für den Wunsch nach Schwangerschaft auch im »fortgeschritteneren« Lebensalter. Jetzt, in den vierziger Jahren, spüren wir mit einem Mal deutlich, daß der (Über-)Lebenskampf, die Suche nach Liebe in der Partnerschaft, nach Anerkennung in der Gesellschaft, die Selbstbehauptung in der Welt, nicht mehr vorrangig sind. Statt dessen geht es uns jetzt um eine schöpferische Verwirklichung, die wir ganz besonders, vielleicht sogar nur, im zutiefst schöpferischen Akt, den es auf dieser Erde überhaupt gibt – Empfängnis, Schwangerschaft, Geburt und Aufziehen eines Kindes – erleben und gestalten können. Die Zärtlichkeit, die wir in uns tragen, die wir geben wollen und auch empfangen

müssen, findet in einer sogenannten späten Schwangerschaft ihren höchsten Ausdruck. Wir vermögen mit einer neuen seelischen Reife, mit innigerem Verständnis für menschliche und zwischenmenschliche Beziehungen, mit einer spirituelleren Lebenseinstellung und mit mehr Gelassenheit einem »neuen« Wesen, einer Seele, unsere Liebe, Aufmerksamkeit und Fürsorge zu widmen. Männer, gerade im fortgeschritteneren Alter, haben leider oft Mühe, das auch in ihnen angelegte Potential an Zärtlichkeit für die Schöpfung und ihre Geschöpfe zu manifestieren. Seit Jahrtausenden werden Männer darauf getrimmt, keine »weiblichen« Gefühle zu entwikkeln. Deshalb haben wir Frauen es in dieser Lebenszeit um so schwerer, Unterstützung von Partnern, Freunden und Medizinern für eine Schwangerschaft zu finden. Das sollte uns nicht beirren! Unsere innere Kraft und unsere innere Stimme werden uns in der rechten Weise führen. Auch die männlichen Partner werden in der Öffnung für die Zärtlichkeit einer späten Schwangerschaft andere Bewußtseinsdimensionen erfahren und neue Lebenserfüllung finden.

Ich möchte Ihnen einige Praxishinweise geben, wie man eine sogenannte späte Schwangerschaft begünstigen kann. Die Reihenfolge der Hinweise entspricht der Bedeutung, wie ich sie einschätze.

– Vitamin B-Komplex und Vitamin E , zusätzlich zur ausgewogenen gesunden Ernährung, sowie leichter Ginsengtee sind förderlich.
– Schlafen Sie genügend und gönnen Sie sich auch zwischendurch genügend Pausen und Erholungszeiten. Vermeiden Sie Streß – ich weiß, daß dies leichter gesagt als getan ist, und dennoch: nehmen Sie sich fest vor, Streß von vorneherein nicht aufkommen zu lassen.
– Vermeiden Sie alle vermeidbaren Strahlenbelastungen: Radioaktivität (Röntgenaufnahmen, Flugfernreisen, Hochge-

birgsaufenthalte, Wohnorte nahe bei Kernkraftwerken, [Farb-]Fernsehschirme [die Röntgenstrahlen aussenden], Pilze und Nüsse mit Tschernobylresten, bestrahlte Nahrungsmittel [die Bestrahlung soll die Nahrungsmittel haltbarer machen]); elektromagnetische Strahlenbelastungen (durch Starkstromleitungen [zum Beispiel bei Waschmaschinen], schlecht abgeschirmte bzw. brüchige alte Stromkabel in den Wänden, Computerbildschirme, elektronische Geräte); geopathische Störfelder und Reizzonen im Bereich Ihres Schlaf- und Arbeitsplatzes (wenn Sie dies nicht selbst mit Pendel oder Wünschelrute feststellen können bzw. wollen, sollten Sie die Kosten für einen seriösen Rutengänger nicht scheuen).

- Vermeiden Sie Kaffee, schwarzen Tee, Alkohol, Medikamente, Tabakerzeugnisse und Psychodrogen. (Kinder von Raucherinnen kommen häufig unterernährt zur Welt und sind kleiner als andere.) – Gönnen Sie sich täglich leichte körperliche Bewegung oder einfache Übungen, am besten in der frischen Luft. Wenn Sie in einer Gegend leben, in der wenig Sonne scheint, sollten Sie – je nach finanzieller und familiärer Situation – in südlichere Gefilde in die Erholung fahren (aber keine Fernreisen unternehmen), oder alle zwei Wochen 20 Minuten Ganzkörper-Höhensonne buchen.
- Sichern Sie Ihren Kalziumhaushalt durch Einnahme des Schüssler-Zellsalzes Calcium phos. D6, 1–2 x täglich 3 Tabletten lutschen, in den ersten drei Monaten der Schwangerschaft.
- Eines der wirkungsvollsten Spurenelemente ist organisches Germanium (das leider sehr teuer ist); ich empfehle 100 mg täglich für einige Wochen.

Allgemein und besonders bei Neigung zu Fehlgeburten empfehle ich eine eingehende und kompetente homöopathische Beratung. Es gibt eine Reihe sehr wirkungsvoller homöopathi-

scher Hilfen, die allerdings so von der individuellen Situation abhängen, daß ich hier keine »Rezepte« geben möchte.
Übrigens, die Frauen wissen es, die Männer glauben es meist nicht: aufgrund der »Bio-Verbindung« (siehe auch Stichwort »Verlust des Partners«) ist die Lebensweise des Mannes auch mitentscheidend für die Gesundheit von werdender Mutter und Kind. Wenn der Mann Genußmittel- oder Medikamenten- bzw. Drogenmißbrauch betreibt, schlägt das energetisch auf Frau und Kind zurück. Von Dr. Luedtke erfuhr ich erst kürzlich wieder von einem Fall, bei dem es keinerlei Erklärung für die Gesundheitsbeschwerden einer schwangeren Frau gab, bis sich herausstellte, daß der Ehemann viele Stunden täglich vor einem nicht abgeschirmten Computer arbeitete.[12]

Bach-Blüten:
Wenn Sie dazu neigen, sich viele Sorgen zu machen, hilft aus der Gruppe 7, »Übertriebene Sorge...«: *Rock Water*;
aus der Gruppe 4, »Einsamkeit«: *Heather*.

TROCKENHEIT DER VAGINA

Symptombild:
Trockenheit der Vagina beim Liebesakt, oft damit verbundene Schmerzen.

Ursachen und Bedeutung:
Die wichtigste physiologische Ursache ist ein Ungleichgewicht im Salzhaushalt des Körpers. Man nimmt entweder zu wenig, meistens aber zuviel Salz zu sich. Auch Fieber kann vorübergehend zur Trockenheit von Schleimhäuten und damit auch der Vagina führen.
Sehr viel häufiger sind allerdings psychische Ursachen. Zu

den einfacheren gehören der Mangel an Einfühlung des Mannes in die Bedürfnisse der Frau beim Liebesakt und die Zurückhaltung der Frau, sich auf die sexuell-erotischen Aspekte des Liebesaktes wirklich einlassen zu können. Mangelnde Liebesfähigkeit aus Angst vor (wiederholten?) Enttäuschungen in der Liebe kann zum Symptom der länger anhaltenden Trockenheit führen. Ärger mit dem Partner, verletzter Stolz oder Eifersucht kann kurzfristig dazu führen. Vielleicht ist auch die ganze Beziehung sozusagen eingetrocknet. Das kann vielerlei Gründe haben, auf die ich in diesem Rahmen nicht näher eingehen kann.
Spirituell gesehen können sowohl »Verklemmtheit« und Schuldgefühle in bezug auf Sexualität eine Rolle spielen, wie Abneigung gegen den derzeitigen Partner, ohne das offen ansprechen und eventuell auch dementsprechend handeln zu können.

Behandlung:
Für die physiologische Harmonisierung des Salzhaushalts nimmt man Natrium muriaticum von den Schüssler-Salzen (3 x 3 Tabletten täglich, bis zur Besserung); bei Fieber Belladonna in homöopathischer Form.
Wenn die Probleme einfacher »psychologisch-technischer« Natur sind, sollten die beiden Partner mehr Zeit mit liebevollen Umarmungen, gegenseitigen Massagen (zum Beispiel mit Rosenöl) und dem sogenannten Vorspiel verbringen. Zu diesem Thema gibt es reichlich geeignete Literatur. Wenn es um tieferliegende Ursachen geht, die letztlich den Kern der Ehe bzw. Partnerschaftsbeziehung betreffen – wenn es also um »eingetrocknete« Gefühle geht – empfehle ich ein Gespräch mit einem guten Therapeuten.
Grundsätzlich wirken oft *Natrium mur.* und *Lycopodium* in homöopathischer Form.

Aus der Farbtherapie kann ich in diesem Fall keine spezielle Empfehlung geben.

Bach-Blüten:
Rescue Remedy;
aus der Gruppe 5, »Überempfindlichkeit...«: *Holly*.

UNSICHERHEIT

Siehe Selbstwert

VERDAUUNGSSTÖRUNGEN

Symptombild:
Verstopfung, Durchfall, Blähungen.

Ursachen und Bedeutung:
Falsche Ernährung, zu geringe Aufnahme klarer Flüssigkeit, eventuell Amöben und andere Parasiten, sowie Bakterien (zum Beispiel nach Fernreisen), organische Magen- und Darmkrankheiten einschließlich Schleimhautreizungen und -entzündungen, Wucherungen im Darm, Gallestau.
Viele Frauen erleben kurz vor der Periode eine leichte Verstopfung. Ich habe an anderer Stelle schon darauf hingewiesen, daß dies durch die natürliche Funktion des Vagusnervs bedingt ist, der sich vor der Periode zusammenzieht.
Als psychische Ursachen bei Verstopfung sind zu nennen Schreck, Schock, Verlust eines Partners, allgemein nicht loslassen können. Als psychische Ursachen von Durchfall kommen häufig vor eine Ablehnung des Selbstwerts, ein Desinteresse am Leben; aber auch Sorgen um andere Menschen oder (Prüfungs-)Angst können zu Durchfall führen. Bei Blähungen nimmt man das Leben zu schwer und leidet unter Bela-

stungen; symbolisch gesehen gärt etwas bzw. es »stinkt« einem etwas, bzw. die Schlackenstoffe sind zu viel für den Körper. Die Vernachlässigung des eigenen Lebenswandels, abrupte Veränderungen der Lebensweise oder Schuldkomplexe, sowie »unverdaute Gefühle« können ganz allgemein ebenfalls Verdauungsstörungen auslösen.

Behandlung:
Bei Verstopfung sind Galle- und Lebertees sinvoll – Mischungen gibt es in Reformhäusern und Apotheken, sowie Kräuterhäusern. Vermeiden Sie bitte aber solche Tees, in denen »Sennes« enthalten ist, weil die Sennesblätter zu Schleimhautentzündungen im Darm beitragen. Galle- und Lebertees unterstützen und regulieren die Funktion dieser für die Verdauung entscheidenden Organe. Wenn Sie unter Durchfall leiden, kann leichter Kamillentee mit einer Prise Salz lindern; »Heilerde« (in Reformhaus und Apotheke erhältlich) bindet Giftstoffe im Darm und hilft sie auszuscheiden. Natürlich müssen Sie bei ernsterem Durchfall in medizinische Behandlung.
Fenchel- und Kümmeltee helfen bei Blähungen.
Gesunde Vollwerternährung und genügend Aufnahme klarer Flüssigkeit (Wasser und leichte Kräutertees), sowie ausreichend Bewegung in der frischen Luft und Sonne sind die besten Garanten, daß Sie nicht mehr unter Verdauungsbeschwerden leiden.
Homöopathisch hilft *Nux vomica*, den Organismus zu entgiften; *Carduus marianus* nimmt man bei Leberschwäche und hartnäckiger Verstopfung. Niedrige Potenzen des »Karlsbader Quellwassers« sind ebenfalls bei Verstopfung angezeigt. Bei Durchfall aufgrund von Lebensmittelvergiftung (auch Speiseeis) empfiehlt sich *Arsenicum album.*
Bei Blähungen allgemein nimmt man gern *Anacardium*;

bei Blähungen im Klimakterium oder als Folge der Unterdrückung der Menses hilft oft *China, Carbo vegetabilis, Argentum nitricum, Lycopodium.*

Farbtherapie:
Bei Verstopfung strahlen Sie – am besten mit einer Farbakupunkturlampe – erst mit *Rot* eine Minute, dann mit *Grün* eine Minute in die Kuhlen links und rechts an den Nasenflügeln; auf die gleiche Weise auch auf den Winkel in der Mitte des kleines Hügels, der sich zwischen Daumen und Zeigefinger bildet, wenn Sie den Daumen an die Hand anlegen.
Bei Durchfall *Grün* und *Blau* nacheinander rund um den Bauchnabel strahlen, sowie *Grün* auf den Winkel in der Mitte des kleinen Hügels zwischen Daumen und Zeigefinger (siehe oben).

Bach-Blüten:
Aus der Gruppe 7, »Übertriebene Sorge ...«: *Rock Water, Vine*; aus der Gruppe 5, »Überempfindlichkeit ...«: *Walnut, Agrimony.*

VERGEWALTIGUNG

Vergewaltigung und sexueller Mißbrauch werden leider immer noch viel zu häufig verharmlost – vor allem, wenn sie unter Familienmitgliedern geschehen. Im Kapitel über Mißbrauch habe ich versucht, die wichtigsten Seiten dieses Problems aufzuzeigen. Sowohl der tiefe Schock wie die eventuellen Verletzungen müssen untersucht und behandelt werden. Während die physische Untersuchung und Behandlung (aus gesetzlichen, nicht aus medizinischen Gründen) durch den Gynäkologen erfolgen muß, können Homöopathen und Heilpraktiker die psychischen Wunden heilen helfen.

Ich möchte einige bewährte homöopathische Therapieformen nennen:

- bei Schock durch Schreck; Zittern vor Schreck; schreckgeweiteten Augen mit großer Angst und Unruhe; Verlangen aufzuspringen mit Schwindelgefühl, danach Wunsch, sich hinzulegen und dann Angst vor dem Aufstehen; auch bei drohender Fehlgeburt durch Schreck: *Aconit C 200*, 2 Globuli, ein- bis dreimal innerhalb eines Tages;
- bei Schock durch Verletzung; zusätzlich eventuell Überempfindlichkeit des ganzen Körpers; Abweisung von Berührungen; Wunsch, allein gelassen zu werden; Verharmlosung der Situation: *Arnica C 200*, Dosierung wie oben;
- wenn durch Schreck und Schock Furcht zurückbleibt oder Schreikrämpfe auftreten bzw. bei ständigen Wiederholungen derselben Sätze; auch wenn zusätzlich extreme Teilnahmslosigkeit auftritt und Arnica bzw. Aconit den Schockzustand nicht aufgelöst haben: *Opium C 200*, einmal 2 Globuli (das homöopathische Mittel Opium ist verschreibungspflichtig);
- bei gewaltsamen körperlichen Verletzungen, wie Dehnungen, Quetschungen, Einrissen usw.: *Staphisagria C 200*, Dosierung wie Aconit;
- bei anhaltender oder schwerer seelischer Verletzung *Sepia C 200*, Dosierung wie Aconit;
- bei tiefem wiederkehrendem Kummer und Traurigkeit als Folge der Vergewaltigung (zum Beispiel auch über den Bruch einer Partnerschaft als »indirekte« Folge von Mißbrauch), der wie ein Stachel in einem sitzt und von tiefen Seufzern begleitet wird: *Staphisagria C 200*, Dosierung wie Aconit.[13]

Bach-Blüten:
Rescue Remedy;
aus der Gruppe 1, »Angst«: *Mimulus, Rock Rose, Red Chestnut.*

VERLUST EINES PARTNERS

Wir empfinden den Verlust eines Partners besonders stark dann, wenn der Verlust plötzlich erfolgt, durch Trennung, Scheidung oder Tod. Obwohl die Hintergründe vollkommen unterschiedlich sind, haben wir es letztlich doch mit sehr ähnlichen emotionalen Reaktionen zu tun. Zum »Symptombild« gehören Trauer, Herz- und Kopfschmerzen, Gliederschmerzen, Schlaflosigkeit, Wut (über das Schicksal oder über den Partner), Apathie, Depressionen, Suche nach »Betäubungsmitteln«, Unregelmäßigkeit in der Menstruation, vermeintlicher Beginn der Menopause durch plötzliches Ausbleiben der Menstruation.

Ursachen und Bedeutung:
Bei diesem Stichwort geht es um Ursachen und Bedeutung von Beschwerden, die im Zusammenhang mit dem Verlust eines Partners auftreten. Bei Beschwerden nach einem plötzlichem Verlust muß man davon ausgehen, daß Schock eine wichtige Rolle spielt. Allgemein werden mehr oder minder tiefe, auch intime, emotionale Energien, die durch den Verlust des Partners nicht mehr auf Resonanz treffen bzw. sich nicht mehr in einem dynamischen Fluß befinden, sondern blockiert oder »eingefroren« sind, psychosomatische Wirkungen auslösen.
Spirituell gesehen kann es sich bei ungewöhnlich lang anhaltenden Beschwerden im Zusammenhang mit dem Verlust eines Partners um die (noch) nicht vorhandene Einsicht handeln, daß Menschen aus »karmischen«, schicksalhaften, Grün-

den immer eine bestimmte Zeitspanne zusammen verbringen – um bestimmte Lernaufgaben zu erfüllen, um sich gegenseitig zu beschenken, um »alte Konten« auszugleichen, um Neues gemeinsam aufzubauen.

Behandlung:
Eventuell homöopathische Schockmittel, wie *Aconit* und *Opium* (rezeptpflichtig!). Bei Beschwerden durch Kummer, Trauer und Sorgen: *Ignatia.*
Meditation hilft, um den Sinn des Lebens und neue karmische Aufgaben besser zu erkennen. Ein (zeitweiser) Ortswechsel unterstützt bekanntlich ebenfalls die psychosomatischen Selbstheilungskräfte.
Ein zusätzlicher Gedankenanstoß zum Verlust eines Partners, der nicht durch den Tod, sondern durch Trennung oder Scheidung erfolgt: Dr. Dietrich Luedtke aus Santa Fe hat die sogenannte »Bio-Verbindung« (Bio-Connection) zwischen Frau und Mann besonders erforscht. Er bestätigt, was manche andere zuvor schon intuitiv erfaßt haben: Für eine Frau ist eine intime Partnerschaftsbeziehung solange nicht abgebrochen, solange sie keine neuen sexuellen Beziehungen zu einem anderen Mann aufgenommen hat. Dabei spielt es keine Rolle, ob der Mann vielleicht bereits mehrere neue Beziehungen unterhalten hat bzw. unterhält oder nicht. Eine einmal aufgenommene »Bio-Verbindung« kann nur von der Seite der Frau wirklich beendet werden! Die Folgerung aus dieser Ansicht lautet: alle positiven und negativen Gefühlsenergien laufen auch nach einer Trennung solange weiter, solange die Frau keine neue »Bio-Verbindung« eingeht.

Farbtherapie:
Mit *Blau* das »dritte Auge« bestrahlen, um das Vertrauen in die innere Führung zu stärken; um ein sich verhärtendes Herz

wieder zu öffnen *Grün* auf das Herzchakra in der Mitte des Brustkorbs und *Rosa* direkt auf das physische Herz strahlen; *Rot* auf das Steißbein, um die Lebenskraft zu stärken; bei Ängsten *Gelb* auf das Ende des Brustbeins.

Bach-Blüten:
Aus der Gruppe 5, »Überempfindlichkeit...«: *Holly*;
aus der Gruppe 4, »Einsamkeit«: *Heather*.

WASSERANSAMMLUNGEN

Symptombild:
Anschwellen der Gliedmaßen, zum Beispiel der Finger, Beine, Füße und Gelenke; »unerklärliche« Gewichtszunahme.

Ursachen und Bedeutung:
Mangelhafte Nieren- und Herztätigkeit (Erschlaffung des Herzmuskels), die unbedingt medizinischer Betreuung bedarf; zu geringe Aufnahme von klarem Wasser (so daß die Niere dem Körper den Auftrag gibt, »Notvorräte« an Wasser im Organismus zu speichern!); allgemeiner Kaliummangel; Lymphstauungen; Nebenwirkungen bzw. Folgen von Chemotherapie und Bestrahlungen.
Bei Wasseransammlungen sollte man prüfen, welche Gefühle, Gedanken oder Erinnerungen man nicht loslassen kann, oder welche Gefühle man sich sehnsüchtigst, aber auf untaugliche Weise, erfüllt wünscht. Mediale Menschen nehmen oft im Laufe der Jahre infolge von Wasseransammlungen zu, um einen schwergewichtigen Ausgleich für ihre Tätigkeit zu schaffen.

Behandlung:
Wassertreibende Tees sind als pflanzliche Hilfen zu empfehlen (zum Beispiel Teufelskralle, Berberitze, Brennessel). Bei

Kaliummangel ist Kalium phos. D 6 von den Schüsslermitteln meist sinnvoller als etwa Kalium in Urform. Homöopathisch kommen infrage *Apis, Scilla, Strophantus, Convallaria, Digitalis, Helleborus*.

Farbtherapie:
Grün auf das Herzchakra strahlen und *Gelb* hinten auf die Nierenzonen, sowie *Violett* auf den Scheitelpunkt.

Bach-Blüten:
Rescue Remedy;
aus der Gruppe 7, »Übertriebene Sorge...«: *Vervain*.

WEINERLICHKEIT

Symptombild:
Meist unverhofft und mit bzw. ohne Anlaß bricht man in Tränen aus.

Ursachen und Bedeutung:
Hormonelle Schwankungen in der Menopause und bereits davor, vor und während der Menstruation, sowie zu Beginn einer Schwangerschaft, die zu einer emotionalen Labilität führen. Spirituell gesehen lösen sich angestauter Kummer und Sorgen, aber auch nicht ausdrucksfähige Freude über unsere Tränen. Mit jedem Weinen entlastet sich der Organismus von angesammelten Schlacken (und entlastet damit die Lymphe), sowie von aufgestauten Gefühlen.

Behandlung:
Da man Weinen nicht unterdrücken sollte, können Sie Tränen freien Lauf lassen. Sorgen Sie einfach nur für genügend Taschentücher. Eine übermäßige Empfindsamkeit kann homöopathisch umgestimmt werden mit *Pulsatilla* oder *Natrium muriaticum*.

Bach-Blüten:
Aus der Gruppe 2, »Unsicherheit«: *Scleranthus*;
aus der Gruppe 7, »Übertriebene Sorge...«: *Rock Water*.

WETTERFÜHLIGKEIT

Symptombild:
Müdigkeit, Abgespanntheit, Kopfschmerzen, Gliederreißen, Knochenschmerzen, Arbeitsunlust oder Schwindelgefühle bei herannahendem oder bestehendem Tiefdruck – in Bayern auch bei Föhn – meistens kurz vor der Menstruation und immer wieder während der Wechseljahre.

Ursachen und Bedeutung:
Gestaute bzw. verschlackte Lymphe und mangelnder Lymphfluß (vor allem durch Süßigkeiten, Schokolade und Kakao); Schlacken im Körper, vor allem Nieren- und Leberbelastungen; nicht ausgeheilte Krankheiten; unedle Metalle im Körper, speziell in den Zähnen (Amalgam!).
Gerade in den Wechseljahren treten Wetterfühligkeit und andere Beschwerden wie Abgeschlagenheit, Schwitzen und fliegende Hitze hauptsächlich auf, weil das Lymphsystem jahrelang zuvor vernachlässigt wurde und nun durch die hormonelle Umstellung noch weniger Kraft besitzt, mit den angesammelten Schlacken fertig zu werden.
Psychologisch betrachtet steckt dahinter eine Vernachlässigung unseres Körpers, dem wir nicht die Bedeutung beigemessen haben, die ihm zusteht.

Behandlung:
Fasten- und Entschlackungskuren (zum Beispiel nach Mayr, Schroth oder Buchinger); Ernährungsumstellung; für Leber-, Galle- und Nierenreinigung sorgen, in erster Linie mit speziellen Kräutertees (u.a. Löwenzahn, Kalmuswurzel, Brennessel,

Berberitze, Goldrute) – zur Leberreinigung hat sich nach meiner Erfahrung Artischockensaft bestens bewährt.
Kalium sulf. D 6 von den Schüssler-Mitteln kann sinnvoll sein; wenn auch Gallenbeschwerden vorliegen zusätzlich Natrium sulf. D 6 und Magnesium phos D 6.
Homöopathisch gilt *Hepar sulf.* als ein Hauptmittel.

Farbtherapie:
Grün auf den Scheitel in der Mitte des Kopfes strahlen, auf das sogenannte Kronenchakra zur Neutralisierung und zum Schutz vor Wetterfühligkeit. Zur Unterstützung der Leber-, Galle- und Nierentätigkeit mit *Gelb* jeweils lokal bestrahlen.

Bach-Blüten:
Aus der Gruppe 5, »Überempfindlichkeit«: *Holly.*

HEILMEDITATION

Nicht in der Reihenfolge des Alphabets, sondern als einen Höhepunkt der naturheilkundlichen Behandlung von Beschwerden möchte ich Ihnen eine Heilmeditation vorstellen. Ich habe mit dieser Meditationsübung außerordentlich ermutigende Resultate bei TeilnehmerInnen von Seminaren und bei PatientInnen miterleben dürfen.
Wir Menschen sind dem Wesen nach bewußtes Sein, das sich in verschieden »dichten« materiellen oder energetischen Formen ausdrückt. Die dichteste und materiellste Form ist unser Körper, eine feinere unsere Gefühle, eine noch feinere Gedanken und die am wenigsten materielle Form ist die reine Energie unserer Seele oder Selbst. Heilung erfolgt, nach meinen Erfahrungen, wirksam und dauerhaft nur dann, wenn auf allen Ebenen die rechte heilige = heile Ordnung wiederhergestellt und durch Auflösung der disharmonischen Ursachen auch beibehalten wird. Insofern kann es nachhaltige

Heilung ohne Beachtung der geistigen Dimensionen gar nicht geben. Hier ist nicht der Platz, im Detail darauf einzugehen. Wichtige Grundsätze und konkrete Anwendungsvorschläge dazu finden Sie in den Büchern »Die richtige Schwingung heilt« und »Meditation: Lebenskraft aus der Mitte«. An dieser Stelle möchte ich eine Erfahrungstatsache hervorheben, die für mich persönlich und sowohl für PatientInnen in meiner Naturheilpraxis als auch für TeilnehmerInnen an den Seminaren als wesentliche Hilfe zur Heilung dient:
Ohne Aktivierung der Seelenkräfte keine echte Heilung. Meditation, der »Atem der Seele«, vermag die Seelenkräfte anzuregen. Meditation wird *jeden* Heilungsprozeß entscheidend fördern. Heilmeditation ergänzt *jede* physisch und psychosomatisch angezeigte Therapie oder Medizin! Eine solche Heilmeditation möchte ich Ihnen vorschlagen.

Heilmeditation mit violettem, weißem und goldenem Licht

* Setzen Sie sich bequem, mit aufrechter Wirbelsäule und zugleich entspannt hin, lockern Sie zu enge Kleidungsstücke, die Beine können nebeneinander stehen oder locker übereinander geschlagen sein, wie es Ihnen am angenehmsten ist. Sie können Ihre Hände auf die Oberschenkel legen oder locker zusammenfalten. Wichtig ist, daß Ihre Wirbelsäule wirklich so aufrecht ist, wie dies Ihr Körperzustand zuläßt, aber ohne jede Verkrampfung. Lehnen Sie sich ruhig hinten an der Stuhllehne oder an der Wand an!
* Atmen Sie dreimal nacheinander tief ein und tief aus, in einem ruhigen Rhythmus. Denken und spüren Sie beim Ausatmen, daß alle Giftstoffe und alle sie belastenden Probleme Ihren Körper verlassen.
* Atmen Sie nun normal ruhig weiter, ohne an etwas zu denken. Stellen Sie sich jetzt vor, daß eine violette Flüssigkeit von oben über Ihren Scheitel und Ihren Kopf in sie hineinfließt. Diese Flüssigkeit reinigt Sie inwendig vollkommen, löst auch schon lange vorhandene

Ablagerungen heraus und gleichzeitig auch alle körperlichen, gefühlsmäßigen und geistigen Belastungen.
* Die violette Flüssigkeit fließt in kreisenden Bewegungen durch Ihren ganzen Kopf. Mit der inneren Reinigung entspannt sich auch Ihr Gesicht äußerlich.
* Die violette Flüssigkeit strömt weiter in kreisenden Bewegungen durch Ihren Hals, auch durch die Halswirbelsäule, und verteilt sich in beide Schultern, Schulterblätter, Arme und Hände, bis hinein in die Fingerspitzen.
* Nun fließt die violette Flüssigkeit durch Ihre Brustwirbelsäule, und gleichzeitig hinein in den Oberkörper, den Brustraum und die Rückenpartien, durch das Herz, die Lungen, den Magen, durch die Leber rechts innen unter den Rippen, durch die Gallenblase, durch die Milz und die Bauchspeicheldrüse links innen unter den Rippen. Wenn Sie das Gefühl haben, in einem Organ oder in einem Bereich mehr reinigen zu müssen, so lassen Sie die violette Flüssigkeit bewußt jede einzelne Körperzelle in dieser Zone durchströmen.
* Weiter kreist die violette Flüssigkeit durch Ihre Taille hinunter in den Unterkörper, durch Ihren gesamten Darm, durch die Nebennieren hinten innen unter den Rippen, sowie durch die Nieren, die darunter liegen.
* Weiter fließt die reinigende Flüssigkeit durch den Unterleib, durch die Keimdrüsen, bei Frauen durch die Eierstöcke, die Eileiter und die Gebärmutter, bei Männern durch die Prostata, und schließlich durch die Blase und den Anus.
* Dann verteilt sich die violette Flüssigkeit in beide Beine und strömt erst durch die Beckenschaufeln, danach durch die Oberschenkel, kreist durch beide Knie, die Waden, durch die Knöchel, die Fersen und durch beide Füße bis zu den Zehenspitzen.
* Die violette Flüssigkeit tritt schließlich an den Zehenspitzen wieder aus und fließt tief in die Erde hinein, bis ins Innerste, wo die herausgeschwemmten Ablagerungen, Giftstoffe, Belastungen, negativen Gedanken und Gefühle, Verspannungen und Probleme verbrannt und energetisch transformiert werden.
* Lassen Sie es nun einige Male tief in Ihnen aufatmen und werden Sie sich mit dem ruhigen Atemfluß, der frische, neue Luft bringt, bewußt, daß Sie nun innerlich gereinigt sind. Jetzt sind Sie aufnahmefähig für neue Energien und neue Qualitäten. Erst nach einer

solchen Reinigung von alten Schlacken können frische Energien wirksam aufgenommen werden.

* Bleiben Sie bequem, mit aufrechter Wirbelsäule und zugleich entspannt sitzen.

* Atmen Sie normal ruhig weiter. Erinnern Sie sich nun an die ein, zwei oder mehr Erlebnisse, in denen Sie unter einer Fehlgeburt, einer Abtreibung, einer ungewollten Schwangerschaft oder einer aufgezwungenen sexuellen Begegnung gelitten haben.

* Gestatten Sie Ihrem Gemüt, sich auf entscheidende ungelöste Probleme und noch nicht verarbeitete und aufgelöste Probleme emotional einzustellen. Es kann sein, daß dies mit kurzzeitig unangenehmen Gefühlen oder Körperreaktionen verbunden ist. Versuchen Sie, durch diese möglicherweise auftretende Belastung oder Betroffenheit hindurchzuspüren in Ihre innerste Mitte, die von den damaligen Geschehnissen nicht hat berührt werden können, weil sie reine Energie, reines Licht und reine Liebe ist.

* Stellen Sie sich nun vor, daß ein irisierendes weißes Licht von oben über Ihren Scheitel und Ihren Kopf in Sie hineinfließt.

* Spüren Sie, wie dieses Licht nach und nach von oben nach unten weiterstrahlt und alle Ihre Zellen durchdringt.

* Fühlen Sie, wie sich im Herzbereich alte Trauer löst – und gönnen Sie sich ruhig Ihre Tränen, wenn diese zu fließen beginnen; spüren Sie, wie es Ihnen heller und leichter und freier ums Herz wird, wie Sie wieder Wärme empfinden.

* Spüren Sie, wie im Bauch Schuldgefühle und Vorwürfe – eigene und fremde – im weißen, irisierenden Licht wie fortgespült werden und bewußte, selbstsichere Offenheit sich ausbreitet ... und Sie trägt und von innen her ausfüllt ...

* Fühlen Sie, wie in Ihrer Gebärmutter, in der Scheide und im ganzen Beckenbereich alte Verspannungen, Verhärtungen, Schlacken, Wunden und Narben von heilsamen weiß-irisierenden Licht liebkost werden. Lassen Sie sich vertrauensvoll ein in das Empfinden einer sanften, wärmenden, lösenden inneren Massage oder »Dusche«.

* Lassen Sie Altes los, lassen sie schmerzliche Erinnerungen der Zellen und emotionale Verhaftungen an scheinbar unerfülltes Schicksal los – lassen Sie all dies wie einen durchsichtigen Schleier in der heilenden Brise des weißen Lichts in die Unendlichkeit des Alls hinforttragen ...

* Bereiten Sie sich jetzt bewußt darauf vor, von einer lebendigen, neuen Energie der Heilung und Freude erfaßt zu werden ...
* Bleiben Sie bequem, mit aufrechter Wirbelsäule und zugleich entspannt sitzen. Atmen Sie nun normal ruhig weiter, ohne an etwas zu denken. Stellen Sie sich jetzt vor, daß eine goldene Flüssigkeit von oben über Ihren Scheitel und Ihren Kopf in sie hineinfließt. Diese Flüssigkeit erfüllt jede Zelle mit reiner kosmischer und göttlicher Energie. Diese Energie strahlt durch alle Dimensionen und in alle Ihre drei Körper – den geistig-spirituellen, den astral-emotionalen und den physisch-materiellen Körper.
* Die goldene belebende Flüssigkeit fließt durch Ihren ganzen Kopf. Damit beginnt Ihr Gesicht auch äußerlich Freude und Leben auszustrahlen.
* Die kosmische goldene Flüssigkeit strömt weiter durch Ihren Hals, durch die Halswirbelsäule, und verteilt sich in beide Schultern, Schulterblätter, Arme und Hände, bis hinein in die Fingerspitzen. Vielleicht spüren Sie so etwas wie ein belebendes Kribbeln oder eine angenehme Wärme – das ist ganz in Ordnung.
* Nun fließt die goldene Flüssigkeit durch Ihre Brustwirbelsäule, und gleichzeitig hinein in den Oberkörper, den Brustraum und die Rückenpartien, durch das Herz, die Lungen, den Magen, durch die Leber und die Gallenblase rechts innen unter den Rippen, durch die Milz und die Bauchspeicheldrüse links innen unter den Rippen. Wenn Sie das Gefühl haben, daß Sie in einer bestimmten Körperzone mehr von dieser stärkenden göttlichen Energie brauchen, lassen Sie die goldene Flüssigkeit bewußt möglichst jede einzelne Zelle in diesem Bereich durchfließen.
* Weiter strömt die goldene Flüssigkeit durch Ihre Taille hinunter in den unteren Bereich des Körpers, durch Ihren gesamten Darm, durch Nebennieren etwa hinten innen unter den Rippen, sowie durch die Nieren, die darunter liegen.
* Weiter fließt diese lichte Flüssigkeit durch den Unterleib, durch die Keimdrüsen, bei Frauen durch die Eierstöcke, Eileiter und die Gebärmutter, bei Männern durch die Prostata und schließlich durch die Blase und den Anus.
* Dann verteilt sich diese goldene Flüssigkeit in beide Beine und strömt erst durch die Beckenschaufeln, danach durch die Ober-

schenkel, fließt durch beide Knie, die Waden, durch die Knöchel, die Fersen und durch beide Füße bis zu den Zehenspitzen.
* Die göttliche kosmische golden-energiegeladene Flüssigkeit tritt schließlich an den Zehenspitzen wieder aus und fließt tief in bis ins Innerste der Erde hinein. Wir Menschen dienen als Brücke und »Transformator« der göttlichen Energien für die irdische Welt, für die Erde. Die goldene Kraft bringt nicht nur uns selbst frische Lebendigkeit, sondern läßt auch der Erde neue Energien zuströmen. Wir Menschen sind für uns *und* für unseren Heimatplaneten verantwortlich. [– In meinen Seminaren führe ich diese Meditation mit dem goldenen Licht weiter, indem Sie sich nun auf Ihr drittes Auge oder Augenbrauenzentrum konzentrieren. Dort stellen Sie sich dann auf Licht ein, das in verschiedenen Farben auftauchen kann. Die Farbe, die dann auftaucht, wird benutzt, um sich selbst in bezug auf spezifische, individuelle Themen und Probleme zu harmonisieren und zu stärken. Dazu bedarf es einer kundigen Anleitung.]
* Werden Sie sich bewußt, wie Sie sich jetzt fühlen, im Vergleich zum Beginn der Übung vor der Reinigung durch die violette Flüssigkeit, und im Vergleich zum Beginn der Übung mit dem goldenen Licht, nach der Lösung von alten Mustern. Fühlen Sie sich sich jetzt angenehmer, klarer, frischer, wacher, aktiver, glücklicher?
* Zum Abschluß der Übung, um »zurückzukommen«, spüren Sie in Ihre Füße hinein, mit denen Sie fest auf dem Boden ruhen und mit ihm verwurzelt sind, und atmen Sie dreimal betont tief ein und aus. Öffnen Sie langsam Ihre Augen und kehren Sie in Ihren Tag zurück.[14]

9 Wechseljahre: Wandlungsjahre – Erfüllungsjahre

Der gemeinsame Nenner von allem, was ich Ihnen bisher vorgestellt habe, ist: Wechseljahre als Leidensjahre braucht es überhaupt nicht zu geben. Wir haben spirituelle, psychologische und naturheilkundliche Mittel, um uns in praktisch allen Situationen des Lebens helfen zu können, bzw. Leiden gar nicht erst entstehen zu lassen. Der dritte bedeutende Abschnitt im Leben einer Frau – nach der Kindheit und dem Erwachsenwerden und Erwachsensein – wird mit den sogenannten Wechseljahren eingeleitet. Ich nenne diese Zeit nicht gern Wechseljahre oder Menopause, sondern lieber Wandlungsjahre und Erfüllungsjahre. Damit soll die Einzigartigkeit dieser Zeit in den Mittelpunkt unserer Aufmerksamkeit gestellt werden.

Die Wandlungsjahre bedingen, daß wir uns bewußt von der körperlichen Gebärfähigkeit zur seelischen Gebärfähigkeit entwickeln. Mit der Vollendung des Menstruationszyklus' beginnt ein neuer Vorgang – jener der periodischen Einstellung auf die Aufnahme innerer Wahrheiten und spiritueller, intuitiver Weisheiten und deren Hergabe, Vermittlung, »Ausscheidung« als wahrhaft lebensspendendes Elixier. Sie erinnern sich daran, daß das Menstruationsblut als heiliges und gleichzeitig furchterregendes Lebenselixier galt, das männliche Götter zu erlangen suchten, um ihre Unsterblichkeit zu sichern. Noch heiliger und leider ebenfalls für die meisten Männer furchterregend ist das, was Frauen in ihren Perioden geistiger Empfängnisbereitschaft an inneren Botschaften aus höheren Dimensionen aufnehmen und dann, eher im Verborgenen als öffentlich, an einige auserwählte Vertrauenspersonen weitergeben.

Die Magie der Menstruation setzt sich fort in der anfangs magisch erscheinenden Fähigkeit der weisen Frau, sich als Teil und Kanal höherer Bewußtseinsdimensionen zu erleben. Was wir Frauen durch unsere physische Gebärfähigkeit sind – Kanal und schöpferische Mitgestalterin neuen irdischen Lebens – können wir mit unserer überphysischen Gebärfähigkeit ebenfalls werden: Hüterin und schöpferische Mittlerin eines neuen spirituellen Lebens.

Die Erfüllung dieser Wandlungsjahre besteht darin, daß wir mindestens eine Facette der Göttin in uns ausleben – sei es als Göttin, Priesterin, Prophetin (nicht umsonst »channeln« so viel mehr Frauen als Männer), als Heilerin, Künstlerin, Muse, Amazone oder Urmutter, vielleicht auch als lebenslustiges Kind – und ihre Kraft anderen Menschen vermitteln. Scheuen wir uns nicht, spätestens jetzt unsere eigenen inneren Wahrheiten auszusprechen, sie in der Familie, im Freundeskreis und in der Gesellschaft zu Gehör zu bringen. Das hat nicht nur gesellschaftliche und kulturelle positive Konsequenzen, sondern kann auch zu »therapeutischen« Zwecken für die eigene Heilung dienen. Allzuoft mangelt es Frauen am kreativen und selbstbewußten Ausdruck dessen, was sie und die ganze Erde bewegt. Nicht, weil wir Frauen dies nicht können, sondern weil wir häufig befürchten, ausgelacht zu werden.

Die Zeit der Wandlungsjahre dient dazu, bewußter die Stationen unseres bisherigen Lebenswegs nachzuvollziehen, ihnen notfalls nachträglich einen Sinn abzugewinnen oder, wenn es sein muß, einen Sinn zu geben. Wir können nicht nur die Gegenwart und die Zukunft mitgestalten, sondern auch der Vergangenheit Sinn verleihen – durch unsere innere Lebenseinstellung.

Wir nehmen Abschied von einem an Mondzyklen gebundenen körperlichen Prozeß und stellen uns auf neue, höhere geistige Prozesse ein, die an die Rhythmen der Seelenentwicklung gebunden sind. Die Zeit der Menopause bzw. Wechseljahre ist eine Zeit, in der die menschliche Reife der Frau vollendet wird, in der sie Zusammenhänge zwischen persönlichen und überpersönlichen Ereignissen begreift, in der sie ihr bisheriges menschliches, irdisches und spirituelles Erleben ganzheitlich erfaßt. In diesem intuitiven, meditativen oder gefühlsmäßigen Erfassen erkennt sie auch allgemeine menschliche Weisheiten und Wahrheiten, die für viele Menschen Gültigkeit besitzen.

Die Zeit der Erfüllungsjahre während und nach der Menopause dient dazu, daß wir Frauen Weisheit und Wahrheit in unserem Leben verwirklichen und sie mit anderen Menschen teilen, sie also mitteilen. Das herausragende Merkmal dieser weiblichen Weisheit ist der Vorrang des Schutzes und der Behütung von Leben, ist die Liebe zur Schöpfung – und die Liebe zur Liebe!

Spätestens jetzt haben wir es nicht mehr nötig, unsere persönlichen Werte des Lebens und die Maßstäbe, nach denen unser Heimatplanet Erde von uns bewohnt wird, ungeprüft zu übernehmen und zu verinnerlichen. Die Entwicklungsspirale, die das Ende des Menstruationszyklus' mit sich bringt, öffnet zugleich den Weg zur spirituellen Selbstverwirklichung und Inspiration des Lebens durch weibliche Werte und weibliche Weisheit.

Vielleicht fragen Sie jetzt, wie »macht« man das? Nun, es ist eigentlich einfach: Sein oder werden Sie Sie selbst! Vertrauen Sie auf Ihre innere Führung. Sprechen Sie mit Ihrem Partner und mit Ihren Kindern – über sie, über sich selbst, über den Sinn des Lebens. Besuchen Sie entsprechende Seminare oder machen Sie Übungen zur Entwicklung der kreativen Kräfte – zwei schlage ich im ersten und im achten Kapitel vor. Und

wenn Sie mögen, besuchen Sie Veranstaltungen von Selbsthilfevereinen, Kirchengruppen, politischen Parteien, Umweltorganisationen und tragen Sie Ihre Meinungen bei.
Schließlich sollten Sie sich nicht scheuen, eigene Formen der Religion = Rück-verbindung zu erforschen und zu praktizieren. Wenn wir uns eines Tages hier von diesem irdischen Leben verabschieden, was werden wir mitnehmen können? Die logischen Erklärungen mancher Männer, die frommen Dogmen mancher Kirchenleute, oder etwa Hab und Gut? Wohl nichts von alledem, sondern nur, was wir geistig, spirituell, meditativ und intuitiv an eigenem Bewußtsein = bewußtem Sein erworben bzw. entdeckt haben. Liebevolle Bewußtheit ist die beste Garantie, daß wir die Jahre der Wandlung und Erfüllung sinnvoll nutzen – für uns, für die Schöpfung und für das Leben. Leben ist Bewußtheit. Die Seele ist Bewußtheit. Die Göttin ist Bewußtheit.
Diese Bewußtheit können wir in uns selbst wecken, unseren Töchtern weitergeben, mit anderen Frauen austauschen und mit Männern teilen, sie ihnen mitteilen. Erkenntnis und Mitteilung weiblicher Weisheit bedeutet Erfüllung des Frauseins in und nach den Wandlungsjahren.

10 Auf dem Weg zur weisen Frau – Der Weg zum Selbstwert und zur Kultur der neuen Weiblichkeit

Die Charakterdarstellerin und zweifache Oskar-Preisträgerin Meryl Streep sagte einmal in einem Interview sehr treffend: »Es gibt keinen Feminismus – es gibt nur Humanismus.« Das ist die Erkenntnis einer weisen Frau, die sich ihres Selbstwerts bewußt ist.

Unser Weg zum Selbstwert als Frau geht über die Erkenntnis, daß wir nicht gegen etwas kämpfen müssen, sondern uns nur für etwas einsetzen wollen. Ich hege keine Männerfeindlichkeit und auch keinen Männerhaß, aber ich vergöttere Männer und ihre Welt, ihre Denkweise und Ihren Lebensausdruck auch nicht. Ich bin insofern vielleicht etwas »altmodisch«, weil ich finde, daß Frauen immer *für* etwas im Leben sind, nie *gegen* etwas. Das macht unsere vermeintliche Schwäche, oder auch unser Dulden und Leiden aus, aber auch unsere Stärke. Es ist die Stärke der Empfindung, des feinen Erspürens, der Intuition. Es ist die Stärke der eben nicht exakt rational und logisch beschriebenen und beschreibbaren Zwischentöne und Zwischenräume des Lebens.

Die neue Kultur der Weiblichkeit, die sich jetzt zur Jahrtausendwende als Alternative zur überholten, sinnentleerten und zusammenbrechenden Anti-Kultur der vermeintlichen materialistischen Machbarkeit ankündigt, wird, wie ich sehnlich hoffe, Teil eines goldenen Zeitalters der neuen Menschlichkeit sein. Ein Zeitalter ohne Krieg, ohne Unterdrückung, ohne Ausbeutung, ohne Verächtlichmachung menschlicher Werte, ohne die Zerstörung des Natur, ohne die Zerstörung des

Lebens. Die Kultur der Weiblichkeit ist ein wesentlicher, ich glaube sogar, der wesentlichste Teil dieses Zeitalters der Menschlichkeit, das von weisen Frauen getragen wird.
Weise Frauen sind Frauen, die wichtige Aspekte ihrer inneren Göttin kennengelernt haben. Sie erfahren ihr eigenes Potential, sie wissen um ihre Kräfte, und kennen ihre persönlichen Grenze. Weise Frauen geben ihre Gabe in ihrer Familie weiter, und erkennen gleichzeitig, wie persönliches und gesellschaftliches Leben miteinander zusammenhängen.
Die Dreiheit von Körper, Geist und Seele findet in der weisen Frau ihren natürlichen Ausdruck. Die selbstverständliche Mündigkeit in der Entscheidung über eigene Belange ist verbunden mit dem Selbstwertgefühl, aus dem heraus sie ihre Einsichten in der Gesellschaft vertritt.
Spirituelle Selbsterfahrung und Verwirklichung bildet eine Grundlage für den individuellen Selbstwert: Wenn ich weiß, wer ich bin – denken Sie an die Aspekte der Göttin, die im ersten Kapitel skzizziert wurden: Göttin, Amazone, Urmutter, Künstlerin, Prophetin, Heilerin, Priesterin ... – kann mir unterschwellige oder offene Entmündigung nichts anhaben, kann mich vermeintliche oder tatsächliche Herabsetzung nicht berühren. Sanft, offen und stark zugleich vertrete ich mich und die Gesetze des Lebens.
Die Übernahme der Eigenverantwortung für eine menschliche und natürliche Medizin für Frauen ist der bedeutendste gesellschaftspolitische und soziale Schritt, den wir Frauen überhaupt tun können – wichtiger als politische Quoten oder Demonstrationen. Denn dabei geht es endlich um die geistigen Grundlagen der Vorherrschaft des meist – aber nicht nur! – von Männern getragenen Systems einer materialistischen, technokratischen und seelenlosen Auffassung darüber, wer wir Menschen sind. Die heutige Medizin in den Industriestaaten ist neben der Religion eines der letzten ernst zu nehmen-

den Bollwerke des alten Denkens, weil sich hier weltanschauliche extreme Positionen, die letztlich auf die Abdrängung der Frau in eine mindere Rolle hinauslaufen, im Mäntelchen der vermeintlich objektiven Wissenschaftlichkeit präsentieren.
Wenn wir Frauen unsere ureigensten Erfahrungsbereiche – Gesundheit, Heilung, Pflege des Lebens – ohne große Kampfansagen oder lautstarke Debatten einfach wieder selbst in die Hand nehmen, klinken wir uns aus den bestehenden Strukturen einfach aus. Sie werden dann sehr schnell in sich selbst zusammenfallen, ohne daß wir sie aktiv niedergerissen hätten. Wir brauchen einfach im alten System nicht mehr »mitzuspielen«, und schon bald wird dieses Theaterstück dann vom Spielplan abgesetzt. Wir inszenieren statt dessen unser eigenes Lebensstück – nicht gegen jemandem, höchstens im Notfall ohne die Beteiligung derer, die sich einer stärkeren Einflußnahme der rechten Gehirnhälfte (noch) nicht anvertrauen mögen.
Anders ausgedrückt: Wir Frauen sind die Trägerinnen des Lebens. Die weibliche Kultur wird für unser persönliches und planetarisches Überleben dringendst benötigt – der Zustand der Welt mit Krieg, Hunger, Kindersterben und »rationaler« Irrationalität belegt dies überdeutlich.
Eine neue weibliche Kultur läßt sich nicht mehr in männlich-dogmatische Religionsvorstellungen und tote Riten einsperren, sondern entwickelt eine eigene, weibliche Spiritualität. Darin nehmen Frauen als Priesterinnen und Prophetinnen wieder einen zentralen Platz ein. Diese weibliche Spiritualität ist eine freie Form der Religion, die Raum für individuelle Ausdrucksformen des Schöpferischen läßt und nicht alles in Lehrsätze, Regularien und Liturgien zu pressen sucht.
Wie in der Medizin ist heute auch in den gesellschaftspolitisch einflußreichen Kirchen die Vorherrschaft alter, falscher und leider oft total lebensfeindlicher Grundsätze, die von Bünden

alter Männer vertreten werden, ein Haupthindernis für die weitere Entwicklung der Menschheit. Der vermeintlich objektiven Verkündigung göttlicher Gesetze müssen wir Frauen unsere eigenen inneren göttlichen Offenbarungen an die Seite gesellen. Ich habe keinerlei Zweifel daran, daß sich die Menschen – Frauen und Männer – in der Mehrzahl für eine Kultur der neuen weiblich inspirierten Religiosität entscheiden werden, weil sie sich vom Herzen und von der Seele her angesprochen fühlen. Dazu bedarf es aber unseres Mutes, unsere Weisheit auch öffentlich zum Ausdruck zu bringen, eigene religöse und meditative Riten zu veranstalten und eigene Werte auch als legitim zu vertreten.

Im Bereich des unmittelbaren Schutzes des Lebens, in der Gesundheitsfürsorge, wird das Wissen der Naturheilkunde und die Weisheit weiblicher Heilerinnen ebenfalls wieder in die Mitte der menschlichen Zivilisation rücken, nachdem dies allzu lange ins Abseitige oder gar Zauberische gedrängt wurde.

Die Beziehungen zwischen Frauen und Männern werden sich zu einer Partnerschaft entwickeln, in der beide nicht miteinander konkurrieren, sich zu beherrrschen oder auszunutzen suchen, und ihre jeweils unterschiedlichen Qualitäten auch nicht gleichmachen wollen, sondern in der sie sich ergänzen. Die Frau teilt ihre spirituellen Einblicke mit dem Mann, der sie im irdischen Leben umsetzt.

Die weise Frau hat gelernt, mit der Widersprüchlichkeit ihres eigenen Lebens und des anderer Menschen umzugehen. Sie empfindet den scheinbaren Widerspruch zwischen angestrebten höchsten Idealen und bislang menschlich mangelhafter Verwirklichung nicht als ein Hindernis, geduldig und beharrlich weiterhin höchste Ideale als Wertmaßstäbe zu verkünden und anzustreben.

Die weise Frau empfindet die Notwendigkeit von Vollkommenheit und resigniert doch nicht, weil sie persönlich und das Leben auf der Erde noch nicht vollkommen sind. Die Unvollkommenheit hält sie nicht davon ab, weiterhin schöpferisch mit daran zu wirken, das Paradies auf Erden doch noch zu empfangen und zu gebären.

Alles ist bereits vorhanden. Sie selbst können in sich die Quelle Ihres Lebens finden und aus ihr immer wieder neue Weisheit schöpfen. Sie und wir alle haben jetzt in diesem Leben die wunderbare Chance, dem Geheimnis Leben einen Sinn zu geben, indem wir selbst die schöpferischen Kräfte entdecken und anwenden. Wir stehen an der Schwelle zu einem neuen Zeitalter, in dem nicht mehr das kalte Machtkalkül, die ökonomische Produktion und das dogmatische Denken bestimmen, sondern in dem eine neue Kultur der Weiblichkeit, der Inspiration, der Wertschätzung von Gefühlen und innerem Wissen lange, goldene Zeiten der Menschlichkeit hervorbringen werden. Zu zwei wichtigen Bereichen – einer weiblichen Naturheilkunde und eines geistig begründeten Selbtwerts von Frauen – habe ich versucht, Ihnen in diesem Buch sehr konkretes Wissen zu vermitteln und Handlungsvorschläge zu machen.

Naturheilkunde und weibliche Spiritualität sind die sanften und höchst wirksamen Mittel, um zum Selbstwert der weisen Frau zu gelangen und zugleich die Welt menschlicher zu gestalten. Ich weiß, daß wir Frauen es schaffen können, unsere Welt menschlicher zu gestalten, und ich fürchte, daß nur wir Frauen bereit sind, auch tatsächlich die ersten schwierigen praktischen Schritte dazu zu tun. Als Ermunterung dazu ein Zitat, dessen Urheberin ich leider nicht kenne (ich glaube fest, daß es eine Frau war):

»Das Leben ist kein Problem, das wir lösen müssen, sondern ein Mysterium, das wir erleben dürfen.«

Anhang

Anmerkungen

[1] Nach Barbara Walker. Ihr Buch *The Woman's Encyclopedia of Myths and Secrets* – Das Frauenlexikon der Mythen und Geheimnisse – ist eine fantastische Quelle für unser Thema. Leider ist es noch nicht in einer deutschen Ausgabe erschienen. Siehe auch Literaturkinweise.

[2] Eine Tonkassette mit einer von der Autorin gesprochenen Meditationsanleitung sowie der Heilungsmeditation von Seite XX und Musik von XX ist im Bauer-Tonprogramm erschienen.

[3] Siehe Anmerkung 1.

[4] Vgl. Erich Neumann *Die große Mutter*, Walter Verlag, Olten-Freiburg 1985.

[5] Ebd., S. 274f die beiden Einfügungen in Klammern wurden von den Autoren vorgenommen.

[6] Eine natürliche Empfängnis(verhütungs)-methode, die nach dem individuellen Mondzyklus der Frau berechnet wird. Interessierte können sich an folgende Adresse wenden: Dr. J. Farsky, Postfach A 160, CH-8052 Zürich.

[7] Adressen erhalten Sie vom Fachverband der deutschen Heilpraktiker, Neumarkterstraße 87, D-8000 München 80, Tel. 089/4314140.

[8] Zum Beispiel in den wohlbekannten Buchinger Kliniken.

[9] Im Buch *Meditation: Die Kraft aus der Mitte* finden Sie weitere Übungen. Dazu und zu den in diesem Buch vorgeschlagenen Übungen gibt es im Bauer-Tonprogramm Meditationskassetten. Siehe Hinweise am Schluß des Buches.

[10] Ein besonderes Verfahren der Biotechnologie, damit der Reinheits- und Wirkungsgehalt der Pflanzenwirkstoffe gewährleistet ist.

[11] Dr.med. Heinrich Klaus hat ein bemerkenswertes Buch geschrieben, *Operation ohne Angst* (Ariston Verlag). Darin macht er sehr gute Vorschläge, wie man mit Hilfe von positivem Denken, mittels der *Imagineering-Methode* und bestimmten anderen »Techniken« den Selbstwert als PatientIn behält und stützt, und auch in so schwierigen Situationen wie vor, während und nach einer Operation selbst (mit-)entscheiden kann.

[12] In der Zweimonatsschrift *Der Homöopathiekurier* vom Dezember 1988, Heft 6, finden Sie weitere interessante Überlegungen und Hinweise. Bezugsadresse: Homöopathie-Kurier, Reindlweg 2, D-8110 Seehausen.

[13] Auszug aus dem Kapitel »Notfallhomöopathie« aus dem Buch *Die richtige Schwingung heilt* mit freundlicher Genehmigung des Goldmann Verlags München.

[14] Diese und die zweite Übung aus diesem Buch sind auf einer Tonkassette im Bauer-Tonprogramm enthalten. Siehe Hinweis am Schluß des Buches.

Ausgewählte Literatur

Deutsche Titel:
**Die richtige Schwingung heilt – Das große Praxisbuch für Bach-Blüten, Farbe und andere Energien* – Kraaz, Ingrid S. – von Rohr, Wulfing, Goldmann Verlag München, 4. Aufl. 1990; dieses Buch möchte ich besonders empfehlen, weil Sie darin auch die wichtigsten Anwendungen der 12 Schüsslersalze finden, die genaue Beschreibung der 38 Bach-Blüten und ihrer Anwendung, Details zur Farbtherapie und das Wichtigste zur Notfallhomöopathie.
**Die richtige Farbe heilt* – Kraaz von Rohr, Ingrid S., Video-Intensivkurs, Bauer Video-Programm, Freiburg 1991; eine praktische Einführung zu den Themen Farbdefizite, Ganzkörper- und Punktbestrahlung, Farbakupunktur und Arbeit mit Farben von Aura und Chakras.
**Bach-Blüten-Farbkarten* – Kraaz, Ingrid S. – von Rohr, Wulfing; AG Müller, Neuhausen, Schweiz 1989; eine Kombination von Bach-Blüten, Heilfarben und Affirmationen in Kartenform, zum leichteren Auffinden der jeweils individuell passenden Kombinationen.
**Die Farben deiner Seele* – Kraaz, Ingrid S. – von Rohr, Wulfing, Goldmann Verlag München, 1991; mit Einzelheiten zur Aura- und Chakraarbeit, sowie einem Farbtest für Körper, Geist und Seele.
**Kraftorte – Lebenskräfte*, Sammelband – Hrsg. von Rohr, Wulfing, Fischer Verlag Münsingen, Schweiz 1991; mit einem grundsätzlichen Beitrag der Autorin zum Thema *Lebenskraft und Licht.*
**Die neuen Priesterinnen*, Sammelband – Hrsg. Winter, Gayan, Rowohlt, Reinbek, 1989; mit einem grundsätzlichen Beitrag der Autorin zu einer ganzheitlichen natürlichen Medizin.
**Liebe ist mehr als ein Gefühl*, Nidiaye, Ariston, Verlag 1990
**Spirituelles Erwachen* – Singh, Darshan, Goldmann Verlag, München 1987; ein Buch zu Grundlagen der Spiritualität.
**Liebe auf Schritt und Tritt* – Singh, Darshan, Fischer Verlag, Münsingen Schweiz, 1991; ein Standardwerk zur Reise durch die inneren Dimensionen.
**Meditation – Die Kraft aus der Mitte* – von Rohr, Wulfing, Goldmann Verlag, München, 1991; das Handbuch zu den wichtigsten Meditationsmethoden für Menschen im Westen, mit vielen Praxisübungen.
**Die Heilung der Gefühle* – Griscom, Chris/von Rohr, Wulfing, Goldmann Verlag, München, 3. Aufl. 1990; Chris Griscoms Lebensphilosophie angewandt auf den Emotionalkörper und dessen Klärung.

*_**Die große Mutter**_ – Neumann, Erich, Walter Verlag, Olten-Freiburg, 9. Aufl. 1989; »Eine Phänomenologie der weiblichen Gestaltungen des Unbewußten«, ein für ForscherInnen unetnbehrliches Standardwerk des bedeutenden »Jungianers« Erich Neumann.
*_**Mutter und Kind**_ – Remy-Schwabenthan, Sabine/Weigert, Vivian, Mosaik Verlag, München, 1990; ein guter Ratgeber zu allen Fragen von Schwangerschaft und Geburt, sowie der ersten drei Lebensjahre – mit den Schwerpunkten »Seelische Vorgänge der Mutter«, »Vorbereitung auf natürliche Geburt« und »Naturheilkunde«.
**Homöopathie in der Frauenheilkunde und Geburtshilfe** – Schlüren, Erwin, Haug Verlag, Heidelberg, 6. Aufl. 1989; Nachschlagewerk für Homöopathen.
**Kent's Repertorium der homöopathischen Arzneimittel** –, Haug Verlag, Heidelberg, 11. Aufl. 1989; das Standard-Repertorium für Homöopathie.
**Leitsymptome in der Homöopathischen Therapie** – Nash, Eugene B., Haug Verlag, Heidelberg, 15. Aufl. 1989, Beschreibung homöopathischer Mittelbilder für Behandler.
**Homöopathische Mittel und ihre Wirkungen** – Boericke, William, Verlag Grundlagen und Praxis Margarethe Harms, Leer, 3. Aufl. 1986; Beschreibung homöopathischer Mittelbilder für Therapeuten.
**Hormonmangel** – Riedweg, Johannes, Sonntag Verlagsbuchhandlung, Regensburg, 1987; neue Philosophie und Systematik der Behandlung von Hormonstörungen mit pflanzlichen Mitteln für Behandler.

Englische Titel:
*_**Homoepathic Remedies for Women's Ailments**_ – Speight, C.W Daniel Verlag, Saffron Walden, England 1988.
*_**Natural Hormone Health**_ – Melville, Thorsons Publishing, England 1990.
*_**Menopause**_ – Mackenzie, Sheldon Press, London 1987.
*_**PMS – Premenstrual Syndrome**_ – Lark, Celestial Arts, Berkeley, USA 1984.
*_**The Woman's Encyclopedia of Myths and Secrets**_ – Walker, Barbara, Harper & Row, New York 1989; das Quellenbuch zur weiblichen Mythologie, das aus einer modernen, aufgeklärten und selbstbewußten Haltung heraus neue Zugänge zum Selbstwert der Frau offenbart.

* = für Laien geschrieben

Nützliche Hinweise und Adressen

* Im Bauer-Tonprogramm, H. Bauer Verlag Freiburg, gibt es eine Begleitkassette zu diesem Buch mit Meditationen speziell für Frauen. Sie enthält die beiden Übungen »Auf dem Weg zur weisen Frau« und »Heilung mit den Kräften des Lichts«. Zu beziehen direkt beim Prana Versand, Kronenstraße 2, D-7800 Freiburg/Brsg. oder in allen Buchhandlungen, die Kassetten führen.

* Im Bauer Videoprogramm ist ein Intensivkurs zum Thema »Die richtige Farbe heilt« von der Autorin erschienen; erhältlich in allen guten Buchhandlungen oder direkt beim Bauer Verlag, Kronenstraße 2, D-7800 Freiburg/Brsg.

* Eine empfehlenswerte Farbhandlampe – »MultiColorCombi« mit einer Quarzglaspyramide zur Farbakupunktur und 2 x 15 auswechselbaren Farbfiltern – kann bezogen werden in Deutschland und Österreich über die o.g. Seminaradressen, in der Schweiz über die Buchhandlung Scherz, Marktgasse 25, CH-3012 Bern, Tel. 031/226837. Die Firma Me-Te-Pro, D-7520 Bruchsal, bietet ähnliche, aufwendiger präsentierte (und deshalb wesentlich kostspieligere) Farbhandlampen an mit bislang fünf Farbvorsätzen.

* Homöopathische Mittel, Kräutertees, Mineralsalze usw. erhalten Sie in guten Apotheken und in Kräuterläden; in der Schweiz zum Beispiel bei der Chrüter-Drogerie Schaffhausen.

* Bei Bach-Blüten können Sie entweder die englischen Bach-Blüten verwenden, oder – wenn diese aus irgendwelchen Gründen nicht ohne weiteres lieferbar sein sollten – auch genausogut deutsche oder Schweizer Blüten-Essenzen! Fragen Sie Ihre/n BehandlerIn oder in Naturkostläden bzw. Kräuterdrogerien.
Außerhalb Deutschlands ist der Bezug umkomplizierter als bei uns. Inzwischen gibt es vom Autor des Buches, »Das Bach-Blüten-Wunder«, dem Engländer Julian Barnard, hervorragende Bach-Blüten-Mittel, die ohne Kommerzinteressen hergestellt werden.

* Die Tibetan Foundation bietet Einzel- und Gruppensitzungen, vor allem für Frauen von Frauen an, zur spirituellen Klärung von Lebensfragen: Tibetan Foundation, P.O.Box 252, Youngtown, AZ 85363, U.S.A.

Hinweis auf Workshops für Frauen

Die Autorin hält im deutschsprachigen Raum und in Nordamerika Workshops, Seminare und Vorträge zum Thema »Die neue Weiblichkeit – Spiritualität und Naturheilkunde für Frauen« und verwandte Themen wie »Die richtige Schwingung heilt«, »Farbtherapie« und »Natürliche Komplementärmedizin«. Für TherapeutInnen gibt es Spezialseminare im Rahmen einer systematischen Aus- und Fortbildung in 4-Tages-Intensivkursen.

Ein Jahresprogramm erhalten Sie in Deutschland von Ingrid S. Kraaz von Rohr, Naturheilpraxis, Waldweg 8, D-8022 Grünwald, Tel. 089/6411110, und beim Wrage Seminarservice, Schlüterstraße 4, D-2000 Hamburg 13, Tel. 040/455240.

Ein Programm für die Aus- und Fortbildung erhalten Sie bei Eugemed, Horst Grässlin, Schafackerweg 1, D-7855 Eimeldingen, Tel. 07621/63870.

In Österreich von Fa. Raimund Engel, Sieveringerstraße 126/4, A-1190 Wien, Tel. 0222/443008.

In der Schweiz von Marlyse Keller, Integra, Postfach 138, CH-6000 Luzern, Tel. 041/456091.